# 사람을
# 살리는 물,
# 수소수

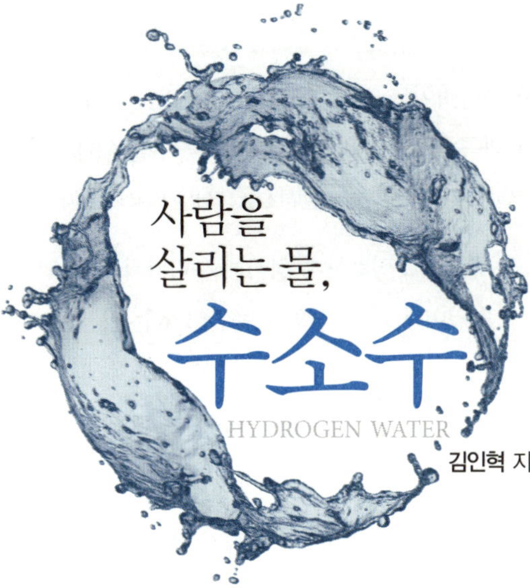

# 사람을 살리는 물, 수소수

HYDROGEN WATER

김인혁 지음

평단

| 추천의 글 |

수소수에 대한 종합적이고 귀중한 자료다. 일반인은 물론 의료계 종사자도 즉시 응용해 효과를 볼 수 있을 뿐 아니라 수소수를 이해하고 적용하는 데 큰 도움이 될 것이다. – 한국식용수소연구소 소장 양은모(보건학 박사)

수소에 대한 연구를 쉽고 명쾌하게 정리해 우리나라 수소 관련 연구 및 산업에 큰 도움을 줄 것이다. 수소 산업에 몸담고 있는 한 사람으로서 이 책은 수소의 바이블로 손색이 없다고 생각한다. 이 책을 통해 보다 많은 사람이 수소수라는 쉽고 편한 방법으로 건강을 찾고 젊어지기 바란다.

– (주)한동하이드로 대표이사 정석관

건강에 대한 사람들의 높은 관심으로 갖가지 건강식품이 넘쳐나지만, 건강의 원리는 수소에서 해답을 찾을 수 있다. 이 책은 건강한 삶을 위한 지침서로서 소중한 사람과 나눌 만하다. – 건강키워드 대표 박진영

저자를 만날 때마다 항상 연구하며 공부한다고 느꼈는데 이 책을 통해 역시 전문가란 걸 다시 한 번 실감했다. 물과 수소수에 관심 있는 사람들에게 좋은 지침서가 되리라 확신한다. – 한국정수기공업협동조합 이사 서정운

저자가 오랫동안 경험한 수소의 건강 원리를 명쾌하게 짚어 낸 역작이다. 이 책을 읽고 수소의 감춰진 건강 원리를 깨달아 난치병에 적절히 대응해 나간다면 하늘이 준 건강 수명을 다할 수 있을 것이다. – 수소생활 대표 천성두

수소수에 관한 방대한 자료를 잘 정리하고, 전문가가 아니면 알기 어려운 내용을 일반 독자의 눈높이에 맞춰 쉽게 소개했다. 수소수에 대한 저자의 깊은 애정과 열정이 이 책에 모두 담겨 있다.

– Mr.수소수 블로그(suisosui.blog.me) 운영자 조성운

# 21세기는 수소 건강의 시대다

20세기가 석유의 시대였다면 21세기는 수소[水素, hydrogen]의 시대일 것이다. 온실가스를 만들고 대기오염을 일으키는 화석연료는 이제 종말을 예고하고 있다. 한편 청정에너지인 수소는 연소를 해도 물밖에 남지 않는다. 수소 전지가 사용된 지 이미 오래이며 수소 자동차도 상용화 단계에 이르렀다. 태양광이나 태양열은 수소로 이뤄진 태양의 에너지를 사용하는 것이니 결국 수소 에너지를 사용하는 셈이다.

수소는 원시의 물질로 우주가 시작되던 때부터 지금까지 존재하고 있는 물질이다. 우주의 시작은 수소에서 시작되었다고 해도 과언이 아니다. 그런데도 지금까지 인류는 수소에 대해 거의 모르고 있었다고 할 수 있다. 17세기의 과학자 헨리 캐번디시 Henry Cavendish가 수소를 발견했을 때만 해도 물의 원소 정도로만 알았다. 하지만 이후에 수소는 모든 유기물의 원소이며, 태양을 이루고 있는 가장 큰 물질이자 우주에서 가장 많은 원소라는 사실이 밝혀졌다.

그동안 산업계에서 주목을 받아 온 수소가 이제는 건강 물질로 주목을 받고 있다. 인류의 오랜 염원인 질병과 노화 문제 해결의 실마리를 수소에서 발견한 것이다. 질병의 원인이 대부분 산화, 즉 활성산소에 의한 상해라는 사실이 밝혀지면서 인류는 이를 없애는 물질을 찾기 위해 노력하고 있다. 많은 항산화 물질을 발견했지만 수소만큼 작고 유용하면서 환원력을 가진 물질은 이 세상에 없을 것이다. 수소에 대한 연구는 걸음마 단계이지만 수소가 가진 환원이라는 능력은 인류의 미래를 바꿀지도 모른다. 그런 점에서 수소의 가능성은 무궁무진하다.

수소수를 마시는 것은 건강을 지키는 매우 기본적인 방법이라 할 수 있다. 물에 녹아 있는 수소가 우리 몸속으로 들어가면 끊임없이 발생하는 활성산소를 제거해 적어도 그만큼의 산화를 막을 수 있다.

수소수에 담아 놓은 철못은 2~3년이 지나도 녹슬지 않는다. 전기분해를 통해 수소수를 만들었다고 해도 보통 3~4시간이 지나면 수소가 다 날아가고 남아 있지 않다. 당연히 산화를 막을 수 있는 힘도 떨어졌을 텐데 수년 동안 못의 산화를 막아 준다는 것은 논리적으로 이해하기 어렵다. 수소가 주입되면서 물의 구조가 환원 구조로 바뀐 것이 아닐까 추측해 본다.

이를 우리 몸에 적용해 보면, 수소수를 마셨을 때 수소가 활성산소를 제거하고 모두 사라졌다 해도 환원력이 있는 물은 우리 몸을 산화로부터 보호해 주지 않을까? 이 책을 통해 이에 대한 궁금증을 풀 수 있기 바란다.

수소건강연구회 사무실에서

김인혁

차례

PART 2

# 수소수를 마셔야 하는 이유



PART 3

# 수소수를 만나면 더 이상 난치병이 아니다

## PART 4
# 수소의 놀라운 능력



## PART 5
# 수소에 대한 Q&A

PART 1

# 기적의 물, 수소수

+

# HYDROGEN WATER

+

# 01 병을 치료하는 기적의 물

## 물로 난치병을 고친다?

물을 마셨는데 암이 낫고, 당뇨 수치와 혈압이 떨어지고, 만성 신부전 환자가 투석을 중단하고, 수십 년간 앓던 아토피가 기적처럼 낫는다면 믿겠는가? 세상에 정말 그런 물이 있다면 당신은 어떻게 할 것인가?

2013년 SBS의 한 프로그램에서는 수소수를 마셔서 혈당과 혈압이 내려가고 만성피로에서 벗어났다는 한 남성의 사연을 소개했다. 또한 수소수를 마시고 암이 나은 뒤 수소수 전도사가 된 사람들도 있다. 얼마 전 후쿠시마 원전 사고로 방사능 문제가 심각하게 대두되었을 때 일본의 수소 전문가인 오타 시게오 박사(일본의과대학)는 방사능 피폭을 수소수로 치료하자고 주장하기도 했다.

일본에서는 이미 10여 년 전부터 수소수에 주목하기 시작해 지금은 일반 편의점에서도 여러 종류의 수소수를 구입할 수 있다. 또한 가정용 수소수 생성기가 개발되었고 스파와 의료 현장에서도 광범위하게 수소가 활용되고 있다. 우리나라에서는 4~5년 전부터 관련 제품이 판매되기 시작해 수소 시장이 지속적으로 성장하고 있다.

좋은 물이 만성질환과 난치병을 낫게 한다고 하지만 정말 좋은 물이 어떤 물인지 아직 잘 알려지지 않았다. 그동안은 깨끗한 물이 최고라고 생각했다. 한편 가장 깨끗하다는 역삼투압 정수기의 물은 인체에 필요한 미네랄마저 모두 걸러져 오히려 산성화된 나쁜 물이라는 사실이 밝혀졌다. 최근에는 미네랄을 함유하고 약알칼리성을 띠는 물이 좋은 물이라고 많은 사람이 알고 있다.

이제는 더 나아가 수소를 풍부하게 함유한 물이 더 좋은 물이라는 사실이 의학자와 과학자의 연구에 의해 밝혀지고 있다. 하지만 아직도 많은 사람에게 수소수가 생소한데 수소수가 무엇인지 자세히 알아보자.

한 여성에게서 전화가 왔다. 남편이 만성 신부전인데 수소수와 수소 발생 식품(먹는 수소)을 먹고 나서 신장의 크레아틴 수치가 4.7에서 3.2까지 떨어졌다고 했다. 크레아틴 수치가 4.7 정도면 신장 기능이 30% 이하로 떨어진 상태로 조만간 신장 투석을 해야 한다. 그 여성은 한껏 고무된 목소리로 이대로라면 투석을 하지 않아도 된다며 기뻐했다. 의사가 지난번 진료 때는 투석을 준비해야 할 것이라고 했는데, 이번에는 의아해하면서 투석에 대해 언급하지 않았다는 것이다.

보통 한 번 망가진 신장은 회복되기 어렵다. 올라간 크레아틴 수치가 약물의 도움 없이 떨어지는 경우는 거의 없다. 따라서 위 사례와 같이 1.5 정도 수치가 하락하는 것은 매우 드문 일이다.

이와 비슷한 소식을 전한 폐암 환자의 딸도 있었다. 아버지가 폐암 말기인데 수술과 항암 치료로 통증이 심하다고 했다. 마약 성분의 진통제인 모르핀을 과량 맞지 않으면 잠도 못 잘 정도였으나 수소 발생 식품을 먹고 진통제 없이 견딜 수 있게 되었다는 것이다.

이 외에도 암 환자가 나았다는 얘기, 심각한 뇌졸중에서 회복되었다는 얘기, 난치병이라는 1형 당뇨가 개선되었다는 얘기 등, 기적과 같은 일이 수소수 또는 수소 발생 식품을 섭취한 사람들에게서 종종 들려온다. 당뇨 수치가 떨어지고 고혈압이 정상이 되었다는 얘기는 비일비재하다. 다른 건강식품의 경우에도 이런 기적 같은 사례가 있지만, 만성 신부전과 같은 난치병은 치료 사례가 흔치 않다. 또한 수소처럼 광범위한 질환에 탁월한 효과를 보이는 물질은 찾기 어렵다.

수소는 대체 어떤 물질이기에 이토록 많은 질병에 뛰어난 효과를 보이는 것일까? 현재까지 발표된 연구와 논문만도 충분히 놀랍지만 세계의 석학들이 수소의 효과에 대해 계속 연구하고 있다. 앞으로 더 많은 연구가 수소의 건강 효과에 대해 밝힐 것이니 21세기는 수소 건강 시대가 되리라 예측해 본다.

## 수소로 질병을 개선한다

일본에는 '수소와 의료연구회'*라는 사단법인이 있다. 이는 회원인 의사들이 실제 의료 현장에서 수소를 적용해 그 결과를 회원들과 공유하고 연구하는 의료 단체다. 의사, 치과 의사, 기초 연구 종사자, 약사 등 제일선에서 활약하고 있는 연구자들이 연구회를 발족해 수소에 대한 임상 기초 연구를 진행하고 있다.

이 연구회는 수소를 통해 증상이 개선된 사례를 모아 사이트에 게재했다. 다음은 2006년 10월부터 2010년 8월까지 건강 잡

* www.k-suiso.jp

지에 게재된 체험담 252건을 증상에 따라 여섯 항목과 기타로 분류 · 정리해 발표한 것이다.

① 통증 개선 46건 : 요통 10건, 어깨 결림 6건, 두통 8건, 고관절 통증 3건, 발 통증 2건, 위통 2건 등
② 대사 질환 계통 개선 30건 : 당뇨병 4건, 고콜레스테롤혈증 3건, 중성지방혈증 5건, 냉증 6건 등
③ 피부 질환 개선 22건 : 기미 6건, 피부 투명감 3건, 윤기 2건, 피부 미용 1건 등
④ 순환기 계통 개선 19건 : 고혈압 15건, 혈액순환 개선 2건 등
⑤ 자가면역 질환 개선 18건 : 아토피 3건, 꽃가루 알레르기 4건, 류머티즘 8건 등
⑥ 뇌신경 계통 개선 19건 : 현기증 4건, 우울증 2건, 불면증 4건, 자율신경 실조증 2건 등
⑦ 기타 102건 : 다이어트 6건, 근육 경련, 하지정맥류, 구취, 구내염, 습진, 대사 증후군, 신장 질환, 방광염, 용련균 감염, 이명, QOL(quality of life : 삶의 질) 개선 등

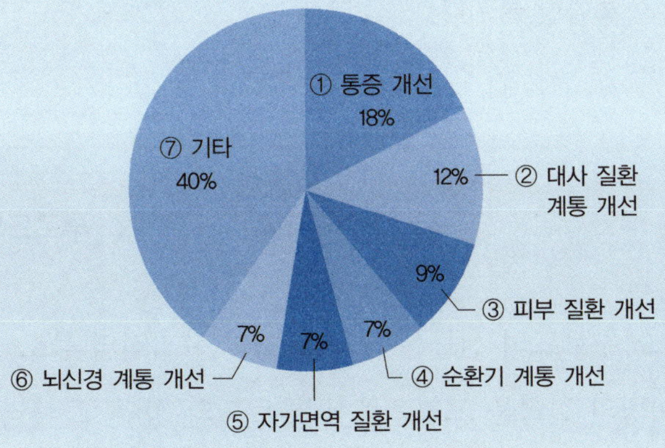

# 02 세계 곳곳의 기적의 물

세계의 기적의 물은 이미 많이 알려졌지만 수소수를 논할 때 이를 빼놓을 수 없다. 수소수가 난치병을 고치는 물이라고 밝혀진 것도 기적의 물에 대해 연구하면서다. 이러한 기적의 물은 모두 수소를 포함한 물이다.

## 프랑스 루르드의 샘물

프랑스 루르드의 샘물은 질병을 고치는 기적의 물로 현재까지 7,000명의 질병을 고침으로써 '루르드의 성수'로 불리며, 연간 500만 명의 순례자가 방문하는 가톨릭 최대의 성지다. 이곳은

1858년 5월에 발견되었는데, 이 물을 마신 마을 사람들의 난치병과 상처가 낫는 기적이 일어나면서 세상에 알려져 1862년 정식으로 공인되었다.

루르드는 프랑스와 스페인 국경 사이 피레네 산맥 아래 위치한 작은 마을이다. 1858년 이곳의 마사비엘 동굴에서 베르나데트라는 13세 소녀 앞에 성모가 나타났다고 전해지며, 그날 이후 많은 순례자가 이곳을 찾아와 물을 마시거나 몸을 씻고 있다. 루르드 당국은 이런 사람들에게 물을 무상으로 제공하고, 매년 순례자들이 마시거나 떠 가는 물의 양은 1만 $m^3$나 된다.

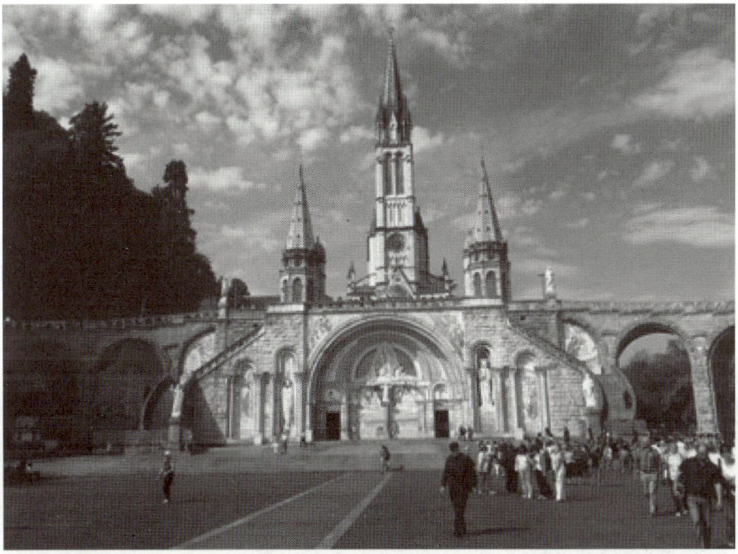

출처 : www.clongowes.eu/author/admin/page/44

성모 발현지인 루르드

성모가 나타난 이후 루르드에서는 지금까지 기적의 치유 사례가 7,000여 건이나 보고되었다. 그러나 교회가 공식적으로 인정한 기적은 현재까지 67건이다. 루르드 샘물의 기적에 대한 치유 심사는 1882년 설립된 루르드 의무국에서 실시한다. 이 의무국은 전 세계 모든 의사에게 열려 있으며, 의사라면 기적으로 병이 나은 사람을 조사하거나 의무국 내 문서를 살펴볼 수 있다.

루르드 의무국에서는 의학적인 확인 절차를 거쳐 환자가 치유된 후 1년 동안 재발하지 않았다고 확인되었을 때만 완치 증명서를 떼어 준다. 불치병 판정을 받은 환자가 치유된 사실을 조사하고 완치 확인서를 발급하지만 절대 기적이라고 표현하지 않는다. 또한 정신적인 문제 등으로 여겨질 수 있는 병은 제외하며, 눈으로 식별할 수 있고 의학적으로 입증된 기질적 질병의 치유 사례만을 조사한다.

1971년 8월 9일 자 〈뉴스위크〉에 다음과 같은 기사가 실리면서 루르드는 전 세계에 기적의 마을로 알려지게 되었다.

> 13세밖에 되지 않은 소녀가 신장암에 걸려 한쪽 신장을 적출하는 수술을 받았다. 암은 소녀의 뇌로 전이되었으며, 극심한 영양실조로 온몸이 쇠약해지고 피부는 흑황색으로 변하고 모발도 모두 빠져 현대 의학이나 다른 어떤 방법으로도 어찌할 수 없는 상황이었다. 그래서 소녀의 부모는 기적을 바라는 한 가닥 희망으로 소녀를 휠체어에 태우고 루르드 성수를 찾게 되었다. 소녀가

루르드의 샘물을 몸에 적시고 먹은 지 3일째 되던 날부터 기적이 일어나기 시작했다. 소녀는 혼자 힘으로 일어나 앉게 되었고 목이 마르다면서 귤을 달라고 했다. 결국 소녀는 건강을 완전히 회복했다.

이 기사가 나간 후 암, 당뇨병, 고혈압, 동맥경화증, 심장병 등 난치병 환자들이 루르드를 찾아가 샘물을 마시고 목욕을 했다. 그리고 이 가운데 치유된 사람들이 나타나면서 이곳은 기적의 마을로 불리게 되었다.

노벨 의학상 수상자이며 프랑스 리옹대학의 해부학 교수인 알렉시 카렐 박사는 암 같은 난치병 환자가 루르드에서 완치된다는 사실을 믿을 수 없어서 직접 루르드를 찾아갔다. 현장을 방문한 카렐 박사는 수많은 기적을 눈으로 확인하고 이를 《인간, 그 미지의 존재》란 책으로 펴내 베스트셀러가 되었다.

루르드 샘물의 치료 사례 중에는 전신마비 어린이가 치료된 사건도 있다. 머리의 중증 궤양이 하룻밤 만에 낫거나 화농성 상처가 몇 시간 만에 치료되고 피부병, 부인병, 시각 장애, 청각 장애, 지능 장애 등이 고쳐진 사례도 여럿 보고되었다. 최근에는 교통사고로 척추를 다쳐 휠체어 생활을 하던 사람이 루르드 샘에 가서 걸을 수 있게 되었다는 얘기도 전해진다.

## 독일 노르데나우의 물

독일 노르데나우 마을의 동굴에서 깨끗한 물이 솟아나는 샘이 발견되었다. 1991년부터 치유 능력이 알려지기 시작한 이 물이 솟아나는 동굴은 원래 폐광이었다. 동굴의 주인은 이곳을 와인 저장 창고로 쓰고 있었는데, 한 네덜란드 인이 방문했다가 땅에서 매우 강한 에너지가 나오는 것을 감지하고 이곳의 샘물을 환자들에게 마시게 하자 병이 나았다고 한다. 발견자의 이름을 딴 토메스 동굴 입구는 장기 투숙하는 방문객들로 인산인해를 이룬다.

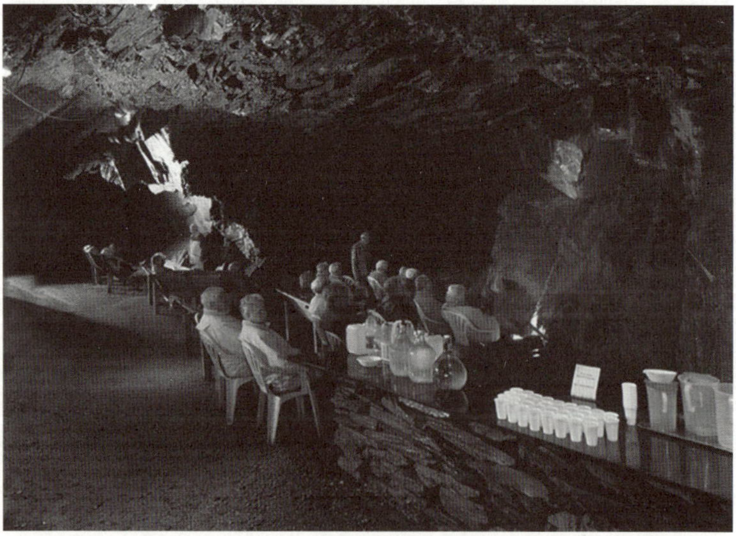

출처 : www.stollen-nordenau.de/stollen/der-heilstollen/index.php

노르데나우의 토메스 동굴

독일은 미네랄워터 중에서 치유 능력이 입증된 경우 의료용 광천수로 분류해 관리하고 환자의 치료에도 사용하는데, 노르데나우의 물은 대표적인 의료용 광천수로 알려져 있다. 실제로 각종 난치병과 불치병으로 고생하는 많은 사람이 소문을 듣고 찾아와 치유의 기적을 몸소 체험하기도 했다.

한 예로 하인즈 쿠베르크 박사는 자신의 환자들에게 노르데나우의 물을 꾸준히 마시게 하면서 관찰했다. 그중 체르노빌 사태로 백혈병을 앓고 있던 8명의 환자에게 개선 효과가 나타난 것을 확인했으며, 어린이 1명은 완치되었다고 한다.

폐암으로 항암 치료를 받던 한 남자는 노르데나우의 물을 꾸준히 마신 후 항암 치료를 중단해도 될 정도로 상태가 호전되었다. 5년 후 암 정밀 검사를 했을 때는 암의 흔적조차 발견할 수 없을 만큼 건강해졌다고 한다. 또 류머티즘 관절염 환자들의 상태도 많이 좋아졌는데, 이들은 동종요법同種療法* 의 효과를 본 것으로 추측된다.

의학박사인 즈비그뉴 가덱은 노르데나우 물의 기적적인 힘을 알아보기 위해 방문객 540명을 대상으로 설문 조사를 했다. 증상을 47개 항목으로 분류하고, 물을 마신 지 3개월 후에 추적 조사를 한 결과 놀랍게도 대부분이 회복의 기미를 보였다.

이후 과학자들이 이 물에 대해 연구했는데 성분 분석으로는

---

* 동종요법 : 인체의 질병 증상과 비슷한 증상을 유발시켜 치료하는 방법(두산백과)

치료 효과를 나타낼 만한 증거를 찾지 못했다. 그런데 독일 프레제니우스연구소는 노르데나우의 물이 보통 물보다 8% 정도 가볍다는 사실을 발견했다. 하지만 이는 치료 효과와 관계가 있다는 명확한 증거가 되지 못했다.

1996년 6월, 일본 전해 환원수 연구의 일인자인 시라하타 교수(규슈대학)가 노르데나우를 방문해 가덱 박사와 공동 연구를 진행했다. 그는 노르데나우의 물에 활성수소(원자수소)가 풍부하게 함유되었다는 것을 밝혀내고, 바로 이 활성수소의 작용으로 치료 효과가 나타난다고 주장했다.

시라하타 교수와 가덱 박사의 공동 연구에서는 당뇨병에 걸린 쥐에게 노르데나우의 물을 먹였더니 당뇨병 증상이 완화되었다. 노르데나우의 물이 세포의 당 흡수를 촉진했기 때문이다. 실제로 당뇨병을 앓는 사람들이 노르데나우에서 머물며 물을 마실 경우 4~5일이면 대부분 혈당이 내려간다고 한다. 물론 당뇨병이 완치된 것은 아니기 때문에 집으로 돌아가면 혈당이 다시 올라간다.

## 멕시코 트라코테의 물

트라코테는 멕시코시티에서 북쪽으로 약 300km 떨어진 곳에 위치한 작은 마을이다. 1991년 무렵 이 마을에서 목장을 경영하던 의사 헤이스 찬의 애완견이 다리를 다친 후 목장에 있던 우물물을 마시고 상처가 깨끗이 나았고, 헤이스 찬 또한 그 물을 꾸준히 마시고 지병이었던 요통이 나았다고 한다. 이후 이곳의 물을 마신 많은 사람이 건강해지면서 병을 치료한다는 소문이 퍼져 이 지역은 연간 800만 명 이상이 찾는 명소가 되었다.

트라코테의 물은 근육 내 포도당 수용을 촉진해 당뇨병의 치유 가능성을 보여 주고 활성산소 제거 능력도 뛰어난 것으로 밝혀졌다. 트라코테의 물 구입 한도는 1인당 3L인데, 이 3L를 구입하기 위해 사나흘은 줄을 서야 한다. 트라코테의 물은 미국의 농구 스타 매직 존슨이 이 물을 먹고 에이즈를 치료한다고 해서 더욱 유명해졌다.

우루과이의 몬테비데오 종합병원은 3,673명의 환자에게 이 물을 하루에 2~3L 마시게 한 결과 에이즈, 알레르기, 피부 질환, 소화기 질환, 호흡기 질환, 당뇨병, 관절염, 암, 요통, 천식 등 200여 가지의 다양한 질병이 평균 80%가량 치료되었다고 보고했다. 보고서에는 에이즈 100%, 알레르기 99%, 피부 질환 98%, 호흡기 질환 89%, 소화기 질환 91%, 골관절염 87%, 당뇨병 88% 등 대부분의 질병이 현저하게 개선되었다고 쓰여 있다. 이를 분석한 시라하타 교수는 트라코테의 물이 보통 물보다 10배나 많은 활성수소를 함유하고 있다고 밝혔다.

## 세계적인 명수의 비밀은 수소

2002년 일본의 한 TV 프로그램에서 루르드의 샘물을 가져다 시라하타 교수에게 분석을 의뢰했는데, 다른 기적의 물에서 나온 것과 같은 수소가 검출되었다. 이와 같이 세계적인 명수와 기적의 샘물에 숨겨진 비밀이 수소라는 것을 밝혀낸 사람은 바로 시라하타 교수와 가덱 박사다.

그동안 과학자들은 기적의 물로 질병이 치유되는 것이 미네랄 때문이리라 추측하고 있었으나, 실제 성분은 미네랄이나 저마늄(게르마늄) 함유량이 보통 물보다 조금 많은 정도여서 그 정도 함유량으로 치유 효과를 논하기가 어려웠다. 하지만 수소의 치유 효과가 이 두 학자에 의해 명확하게 밝혀지면서 기적의 물의 비밀이 벗겨지게 되었다.

> 이 조사를 통해서 질병 개선 효과를 가지고 있는 물은 공통적으로 활성수소를 함유하고 있으며 활성산소를 제거해 주는 천연 환원수라는 데에 확신을 가지게 되었다. 지금까지 약 150년에 걸쳐 수수께끼에 싸여 있던 기적의 물의 비밀이 해명된 것이다. 이런 기적의 물을 조사할 때 미네랄 성분을 대상으로 삼아서는 평범한 미네랄워터와의 차이를 발견하기 어렵다. 그러나 환원력을 조사하면 수십 배의 차이가 있음을 알 수 있다.
>
> —시라하타 사네타카 · 가와무라 무네노리, 《힐링워터》

시라하타 교수는 물의 환원력도 중요하다고 말한다. 가령 기적의 물로 효과를 보려면 하루에 2L 정도의 물을 마셔야 하는데 환원력이 10분의 1밖에 안 되는 물이라면 하루에 20L를 마셔야 한다. 이는 사람이 하루에 마시기 힘든 양으로, 결국 보통의 물로는 그런 효과를 얻기 어렵다는 것을 의미한다.

시라하타 교수는 기적의 물에서 분자수소 형태가 아닌 활성수소의 비정상적인 함유량을 언급했다. 대개 수소는 분자 상태로 존재하는데, 원자 상태인 활성수소는 불안정하기 때문에 그대로 오래 머무를 수 없다. 하지만 세계적인 명수라 불리는 물에는 모두 원자수소 형태의 활성수소가 보통 물보다 10배 이상 있다고 한다. 시라하타 교수는 이에 대해 금속 나노콜로이드와 같은 미네랄과 결합하면 활성수소가 오랜 시간 안정적으로 머무를 수 있다는 연구 결과를 발표했다. 즉, 원자수소는 매우 작은 원자이면서 대부분 금속에 흡착 또는 흡장되어 존재한다는 것이다. 또한 금속 나노콜로이드의 크기가 작을수록 세포 안으로 파고들어 온몸에 즉시 퍼질 수 있다고 한다.

# 03 건강의 새로운 코드, 수소수

## 수소란?

수소(H)는 원자 번호가 1이고 분자량이 1.0079인 가장 기본적인 원소다. 수소는 우주에서 가장 작고 가벼우며 가장 많은 원소이자 기체다. 태양의 90%는 수소로 이뤄져 있으며 모든 유기물에는 수소가 포함되어 있다. 생명의 원천인 물도 수소와 산소의 결합물이다.

산소, 규소에 이어서 수소는 지구상에 세 번째로 많이 존재한다. 지구에서 수소의 대부분은 해양의 물로 존재하며 대기 중에는 0.1%도 되지 않는다. 너무 가벼워서 하늘 위로 날아가 버렸기 때문이다.

우리 몸에서 수소는 원자량 기준으로는 가장 많은 63%를 차지하고 있다. 물론 전체 존재량으로 볼 때는 차이가 있다. 수소의 존재량은 산소 65%, 탄소 18% 다음으로 많아 체중의 10% 정도를 차지한다. 수소는 생체 내에서 물로 존재할 뿐만 아니라 생체를 구성하는 단백질, 유전자의 DNA, 당질, 지질에 널리 포함되어 있다.

**체중 및 체내의 존재량으로 본 비율**

| | |
|---|---|
| ① 산소(O) 65.0% | ② 탄소(C) 18.0% |
| ③ 수소(H) 10.0% | ④ 질소(N) 3.0% |
| ⑤ 칼슘(Ca) 1.5% | ⑥ 인(P) 1.0% |

그동안 수소는 크게 주목받지 못했다. 수소 자체로 존재하는 경우가 극히 드물기 때문에 수소를 인식하지 못했다고 보는 것이 맞을 것이다. 그런데 최근 청정에너지로서 수소가 관심을 모으고 있다. 수소는 효율성이 높고 오염 물질을 남기지 않는다. 온실가스로 불리는 이산화탄소도 배출하지 않는다. 더구나 수소는 석유처럼 매장량에 제한이 없어 지구상에 존재하는 풍부한 물에서 얼마든지 뽑아낼 수 있다. 효율성을 위한 기술적인 문제가 남아 있을 뿐, 수소 에너지는 태양에너지 등과 함께 21세기에 각광받는 에너지원이 될 것이다. 폭발성이 강해 위험하지 않을까 생각하지만 수소($H_2$)는 공기 중에 4% 미만일 경우 폭발하거나

연소하지 않는다.

더불어 수소가 인체에 미치는 영향이 밝혀지면서 건강 측면에서의 가능성이 크게 점쳐지고 있다. 노화와 질병의 원인이 대부분 활성산소에 의한 것으로 밝혀지면서 이를 제거할 수 있는 수소가 주목을 받게 되었다.

## 의료 분야에 적용되는 수소

이웃 나라 일본에서는 수소에 대해 지속적인 연구가 이뤄져 이미 의료 현장에서 수소를 치료에 이용하고 있다. 앞서 언급했듯이 수소를 치료에 접목하는 의사들의 단체인 '수소와 의료연구회'가 발족 및 운영되고 있다. 아직 우리나라에서는 수소가 건강에 좋다는 말도 생소한데 말이다.

현재 수소에 대한 연구는 실험실과 동물 실험에 머물지 않고 사람을 상대로 임상 시험을 하는 단계에 이르러 이를 통해 수소의 효과가 분명하게 드러나고 있다. 수소는 기체 상태로 흡입하는 방법, 수소수로 마시는 방법, 정맥에 주사하는 방법, 수소 식염수 등을 만들어 국소나 환부에 직접 투여하는 방법 등이 가능하다. 만성 신부전 환자에게 수소수 투석액을 투여하는 시험에서도 개선 효과가 보고되었다.

2011년 일본의 나카오 아츠노리 교수는 치료 수단으로서 수소의 가능성에 대해 발표했다.[1] 다음은 그 내용이다.

수소 기체 흡입

공기 중 수소 농도를 4% 이하로 맞추면 연소되지 않아 안전하다. 수소는 인공호흡기 회로 등을 통해 사용할 수 있다. 수소 농도 감지 모니터가 저렴한 가격에 판매되고 있기 때문에 관리 비용도 비교적 적게 든다. 아직 수소 흡입에 대한 임상 시험은 드물지만, 실제로 다이버용 산소 탱크에는 잠수병이나 질소 중독의 예방을 위해 수소가 혼입되고 있다.

오타 시게오 교수가 2007년 〈네이처 메디신〉에 발표한 논문에서는 뇌경색을 유발시킨 쥐에게 2%의 수소 가스를 마시게 했더니 하루 만에 뇌경색이 50% 개선되었다고 밝혔다. 이 실험을 통해 뇌경색의 개선이 인정되어 의료 가스로서 수소의 가능성이 세상에 알려지는 계기가 되었다.

이후 다른 실험에서는 심장 허혈 상태(혈류가 정지한 상태)인 쥐에게 2%의 수소를 흡입시킴으로써 허혈성 심장 질환인 협심증, 심근경색 등이 사라지거나 쥐의 소장 허혈-재관류(어떤 원인에 의해 혈액이 정지했다가 다시 흐르는 상태) 장애에도 효과가 있다고 보고했다. 흐르던 혈액이 멈춰서 산소가 결핍되었다가 다시 흐르면 산소가 대량 유입되면서 활성산소가 많이 발생한다. 이때 수소가 독성 활성산소를 제거해 뇌경색, 심근경색 등의 급성질환이 개선되는 것이다.

2010년 오노 교수(나고야대학)는 신경성 질환 등에 수소가 새로운 의료용 가스로 유용하다는 논문을 발표했다.[2] 그는 2010년 당시 63개의 질환 모델과 사람에 대한 수소의 유효성을 보고했다. 그중 파킨슨병 2개 모델과 알츠하이머병 3개 모델이 많은 부분을 차지하는 것으로 조사되었다. 특히 산화 스트레스로 인한 질환인 신생아 뇌허혈, 파킨슨병과 뇌·심장·폐·신장이나 장의 허혈-재관류, 장기이식 등에서 뛰어난 효과가 인정되었다. 인간 임상 시험에서도 2형 당뇨병, 대사 질환 증후군, 신장 투석, 염증·미토콘드리아 근육 염증, 뇌의 중추부 경색, 방사선 부작용 등의 6개 질환에 효과가 있었다.

아직 해결해야 할 과제가 남아 있지만 수소는 소량 투여만으로도 현저한 효과가 있다는 점에서 고무적이다. 오노 교수는 앞으로 수소의 분자 레벨에서의 작용을 해명하는 것과 임상 단계에서 수소의 최적 투여량에 대한 연구가 기대된다고 말했다.

### 수소수 정맥주사 및 국소 투여

수소를 용해한 링거액은 정맥주사나 국소 주사에 사용할 수 있다. 중국 상하이의 연구진은 수소를 주입한 생리식염수를 쥐의 복강 내에 투여해 뇌허혈 치료에 성공했다. 또 다른 연구진은 쥐의 안압을 올려 망막의 허혈을 유도하고 수소 점안액을 투여해 망막을 보호할 수 있다는 것을 밝혀냈다.[3]

그리고 만성 신부전 환자에게 수소를 주입한 투석액을 사용했

을 때 산화 스트레스의 경감과 적혈구 기능 회복 및 혈압 조절 등도 보고되었다.[4]

이러한 실험 결과는 수소 용액을 정맥에 주사하거나 안약과 신장 투석액으로 사용할 수 있다는 가능성을 보여 준다.

피부에 수소수를 바르거나 수소수로 씻음으로써 여드름 치료에 효과가 있다는 사례도 있다. 일본 츠지클리닉의 츠지 원장은 "수소의 활성산소 제거 작용이 지방산의 산화를 막아 염증을 억제함으로써 여드름의 악화를 막을 수 있다"고 말한다.

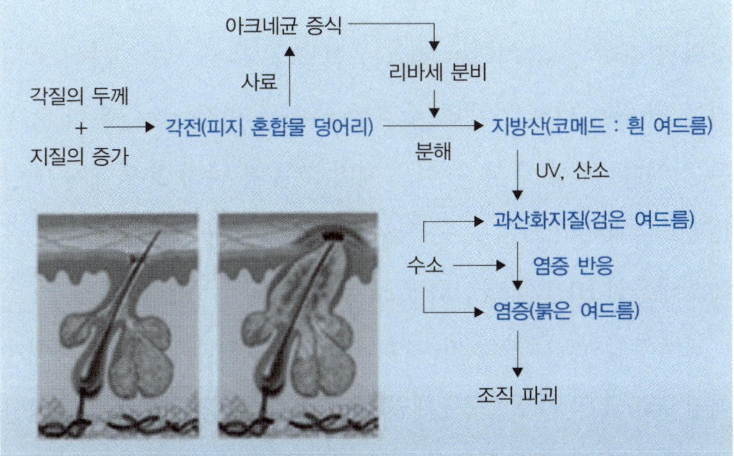


출처 : 의료법인사단의협회 츠지클리닉

여드름과 산화 : 수소에 의한 여드름 치료

### 수소수 음용

수소수를 마시는 것은 가장 대중적이고 유용한 방법이다. 수소수를 생성하는 방법으로는 수소 가스를 용해시키는 방법, 전기분해에 의한 방법, 마그네슘을 이용한 필터나 막대 등으로 수소를 발생시키는 방법 등이 있다. 일본의 카지야 연구진은 장염 증상 질환이 있는 쥐에게 수소수를 먹여 장염 증상을 현저하게 개선했다.[5]

규슈대학 연구진은 파킨슨병을 유도한 쥐에게 수소수를 먹여 파킨슨병 증상을 경감시키는 데 성공했다. 오노 교수 연구진도 신장이식을 한 쥐에게 매일 수소수를 먹임으로써 이식한 신장의 결합이 잘 유지되는 결과를 얻었다. 수소수가 신장이식 시 거부 반응에 의해 발생하는 결합 부전을 막을 수 있음이 증명된 것이다. 또한 대사 증후군 예비 그룹의 남녀 20명에게 매일 1,500~2,000mL의 수소수를 8주 동안 마시게 한 결과, 좋은 콜레스테롤인 HDL과 항산화 효소인 SOD가 증가했다.

교토부립의과대학의 카지야마 연구진은 2형 당뇨병 환자에게 매일 900mL의 수소수를 2개월 동안 마시게 하여 당뇨 전 단계인 내당능 이상이 개선되었음을 밝혔다.[6] 수소수의 음용은 일상생활에서 마시는 물을 수소수로 대체하는 것이므로 쉽게 행할 수 있고 대사 질환, 성인병 등의 만성질환에도 개선 효과가 있어 큰 기대를 모은다.

일본은 이미 수소수를 안전한 음료수로 인식하고 많은 종류의 수소수를 시판 중이다. 또한 마그네슘 스틱 및 전기분해로 만들어진 수소수는 실제로 의약품에 준한 각종 독성 시험과 변이원성 시험 등을 통해 그 안전성을 인정받고 있다. 이처럼 일본은 여러 의료 기관에서 수소 치료를 적극적으로 채택할 정도로 수소의 연구와 개발이 앞서 있지만 우리나라는 아직 식약처에서 수소수에 대한 정의조차 제대로 내리지 못하고 있어 안타까울 따름이다.

# 04 만병의 근원인 활성산소를 없애는 수소수

### 노화와 질병의 원인, 활성산소

건강과 장수는 인류의 오랜 숙원이다. 의학과 과학의 발달로 수많은 질병에서 벗어났지만 여전히 인류는 암과 같이 생명을 위협하는 질병과 전쟁을 하고 있다. 한편 세균과 바이러스에 의한 치명적인 병들을 이겨 낼 수 있게 되었지만 환경오염과 화학 제제, 식품 첨가물은 더 많은 만성질환을 만들어 내고 있다.

그동안 과학자들은 질병의 원인을 찾기 위해 수많은 연구를 해 왔다. 초기에는 병을 일으키는 원인이 세균이나 바이러스 감염 때문이라고 믿었으나, 과학이 발달하면서 보다 정밀하게 연구가 이뤄져 이제는 대부분의 질병과 노화의 원인이 활성산소라는 사실을 인정하고 있다.

> 몸 안에 들어온 산소가 프리라디칼 반응(산화 반응)을 일으켜 세포막이나 세포 내 소기관의 생체막을 파괴하며, 그 결과 DNA에 상처를 내어 암이나 성인병, 노화의 원인이 된다.
>
> – 미국 네브래스카대학 하먼 박사의 논문(1956)

활성산소는 활성이 강한 산소를 말한다. 산소가 화합하는 것을 산화라 하는데, 이는 산소가 화합하는 물질로부터 전자를 빼앗는 것을 의미한다. 철이 녹스는 것은 이런 산화작용의 한 예다. 활성산소는 호흡을 통해 마신 산소가 몸속에서 대사하는 과정에서 필연적으로 발생한다. 대개 호흡하는 산소의 1~2%가 활성산소로 변하는데, 이 활성산소는 생체 조직을 공격하고 세포를 손상한다. 그러므로 활성산소의 산화작용에 의해 질병이 생기고 노화가 진행된다고 볼 수 있다.

> 활성산소는 세포 내의 단백질, 지질, DNA나 RNA와 같은 핵산 등에 손상을 입힌다. 그중에서도 DNA는 약간만 손상되어도 세포 내 어떤 성분보다 치명타를 입는다. 실제로 100μM 이하로 아주 낮은 농도의 과산화수소는 여러 종류 세포의 DNA 가닥을 분리하고 암을 일으킨다. 활성산소는 여러 기전機轉, mechanism을 통해 DNA의 염기, 당 및 단일 가닥 파손 또는 DNA와 단백질 상

호 연결 같은 핵단백질 내의 손상을 일으킨다.

– 홍성재, 《진시황도 웃게 할 100세 건강 비법》

그러나 활성산소가 나쁜 역할만 하는 것은 아니다. 우리 몸에 세균이 침입했을 때 이를 방어하는 것이 바로 활성산소다. 외부의 침입을 막는 것은 백혈구의 중요한 기능인데, 백혈구 중 호중구나 호산구는 활성산소를 뿌려 세균과 바이러스를 죽인다. NK 세포*도 암세포를 공격할 때 활성산소를 이용한다. 또한 활성산소는 신호 전달이라는 중요한 역할도 한다.

활성산소는 다음과 같이 정의할 수 있다.

① 활성산소는 대사 작용을 하는 과정에서 발생하는, 일종의 자동차 배기가스 같은 것이다.
② 활성산소는 우리 몸의 세포와 DNA를 공격해 질병과 노화를 일으키는 유해 물질이다.
③ 모든 질병의 90% 이상이 활성산소에 의해 유발된다고 알려져 있다.
④ 활성산소는 외부의 침입으로부터 우리 몸을 보호하는 데 쓰인다.
⑤ 활성산소는 신호 전달 물질로서 중요한 기능을 담당한다.

* NK 세포(natural killer cell) : 바이러스에 감염된 세포나 암세포를 직접 파괴하는 면역 세포(두산백과)

활성산소가 만병의 근원이라면 항산화제를 이용해 활성산소만 제거하면 되지 않을까 하고 생각할 수 있다. 하지만 체내에서 발생하는 활성산소는 어마어마하다. 우리가 들이마시는 산소의 1~2%는 활성산소가 된다. 지금 이 순간에도 엄청난 양의 활성산소가 발생하고 있는 것이다. 따라서 이 활성산소를 지속적으로 제거한다는 것은 불가능에 가깝다.

산소는 우리가 생존하는 데 필수적인 요소이지만 호흡하는 산소 중 1~2%는 반드시 활성산소로 변한다. 세포의 엔진인 미토콘드리아에서 ATP adenosine triphosphate(아데노신에 인산이 3개 결합된 유기 화합물. 모든 생물체의 세포 내에 존재하며 에너지를 저장하고 전달한다)를 생산하는 과정에서 필연적으로 활성산소가 발생하기 때문이다. 그런데 과한 운동이나 스트레스 등으로 미토콘드리아에 부담이 커지면 활성산소가 필요 이상으로 만들어지게 된다. 대개 산소는 산소 원자(O) 2개가 짝을 이뤄 만들어지는 산소 분자($O_2$)의 상태로 안정적으로 존재한다. 하지만 활성산소는 여러 가지 이상 반응으로 인해 전자가 하나 떨어져 나가 전자를 구하면서 떠도는 불안정한 물질을 말한다.

활성산소가 발생하는 요인은 여러 가지다. 오염된 환경과 화학 성분 식품 첨가물 등의 독소가 체내에 유입되면 많은 활성산소가 발생하게 된다. 이 밖에도 자외선, 일산화질소, 화학비료,

의약품, 잔류 농약, 방사선, 과산화물, 금속 이온, 대기오염, 허혈, 스트레스 등의 요인이 있다.

일반적으로 슈퍼옥사이드($O_2-$), 하이드록실라디칼(·OH), 일중항산소($^1O_2$), 과산화수소($H_2O_2$), 지질라디칼(L·), 과산화지질(LOOH), 산화질소(NO·), 과산화질소(퍼옥시나이트라이트, ONOO−) 등의 활성산소가 알려져 있다. 이러한 활성산소는 노화나 암, 성인병을 일으키는 원인이 되고 세포의 유전자를 손상해 염증 등이 생긴다.

활성산소가 과다하면 몸에 좋지 않기 때문에 체내에는 활성산소를 제거하는 기능이 있다. SOD는 슈퍼옥사이드를 없애는 효소이고, 카탈라아제는 과산화수소와 일중항산소를 제거한다. 하지만 끊임없이 발생하는 활성산소를 제거하기엔 역부족이므로 비타민 A, C, E 등의 항산화 물질이나 음식을 섭취해 활성산소의 제거를 돕는 것이 좋다.

### 활성산소에 의해 생기는 질환

① 순환기 질환 : 동맥경화, 뇌졸중(뇌경색), 심근경색, 허혈-재관류 장애 등
② 뇌신경 질환 : 인지증, 파킨슨병, 뇌부종 등
③ 호흡기 질환 : 만성 폐쇄성 폐 질환(흡연병), 천식, 폐기종, 호흡 곤란 등
④ 내분비 대사 계통 질환 : 당뇨병, 비만, 대사 증후군 등

⑤ 피부 질환 : 아토피성 피부염, 화상, 일광 피부염, 주름, 기미 등
⑥ 종양 : 각종 암의 발생과 전이, 암 화학 요법과 방사선 치료 부작용 등
⑦ 안과 질환 : 백내장, 미숙아 망막증 등
⑧ 소화기 질환 : 간염, 췌장염, 위궤양, 궤양성 대장염, 크론병 등
⑨ 혈액 계통 질환 : 이상 헤모글로빈증, 약물성 빈혈, 파종성 혈관 내 응고 등
⑩ 비뇨기 계통 질환 : 사구체신염, 약물성 신장애, 신부전 등
⑪ 기타 : 자가면역 질환, 교원병*, 류머티즘, 알레르기, 화분증, 통풍, 치주염 등

이 밖에 더 많은 질환이 활성산소와 관련이 있다.

예전에는 영양에 대한 관심이 컸지만, 지금은 생활이 윤택해지면서 영양 부족 문제보다는 오히려 영양 과다 문제가 심각해졌다. 과다한 영양 섭취로 노폐물이 증가하고 환경오염과 화학제제로 인해 우리 몸에 독소가 쌓이게 되었다. 이렇게 몸에 쌓인 독소는 장기를 망가뜨리고 질병을 일으키는 주범으로 알려져 최근에는 해독이 큰 이슈로 대두되었다.

소화 과정에서도 많은 활성산소가 발생한다. 이때 음식에 포함된 화학 첨가물과 나쁜 이물질 등이 활성산소와 결합해 독성물질로 변한다. 이런 독성 물질은 장에서 문제를 일으켜 변비가 생기거나 면역력이 떨어지기도 한다.

과산화지질은 제 1 독성물질로 분류된다. 이는 활성산소가 혈

* 교원병(膠原病) : 피부와 근육이 붙거나 근육과 뼈가 붙거나 세포와 혈관 사이가 메워지는 병의 총칭

액에 있는 불포화지방산과 결합해 만들어지는 물질로서 세포벽에 붙어 세포를 산화시키기도 하고, 혈액 속의 플라크가 되어 동맥경화나 뇌경색을 일으키기도 한다. 이처럼 활성산소는 인체 내에서 광범위하게 발생하며 다른 물질과의 산화작용을 통해 독성 물질을 만들어 내기도 한다.

따라서 활성산소 제거는 해독의 기본이 된다고 볼 수 있다. 과식도 활성산소를 만들어 내는 원인이므로 소식을 하는 것도 활성산소를 줄이는 한 방법이다. 해독하는 방법은 대개 단식이나 소식으로 몸의 활성을 높이는 것이다. 우리 몸은 기본적으로 해독 작용을 하지만 소화나 다른 대사 작용 등으로 인해 해독에 필요한 에너지를 빼앗기고 있기 때문이다. 따라서 해독하는 데는 단식이나 소식이 기본이다.

## 독성 활성산소, 하이드록실라디칼의 탄생

일부 활성산소는 체내의 철(Fe)이나 구리(Cu) 등 에너지를 흡수 또는 방출해, 상태가 잘 변하는 천이 금속 이온과 반응함으로써 인체에 가장 위험한 하이드록실라디칼을 만들어 낸다. 혈액이 멈췄다가 다시 흐르는 허혈-재관류 상태에서도 하이드록실라디칼이 대량으로 발생한다.

활성산소 중에서도 세포 상해성이 가장 높고 스스로 제거하기

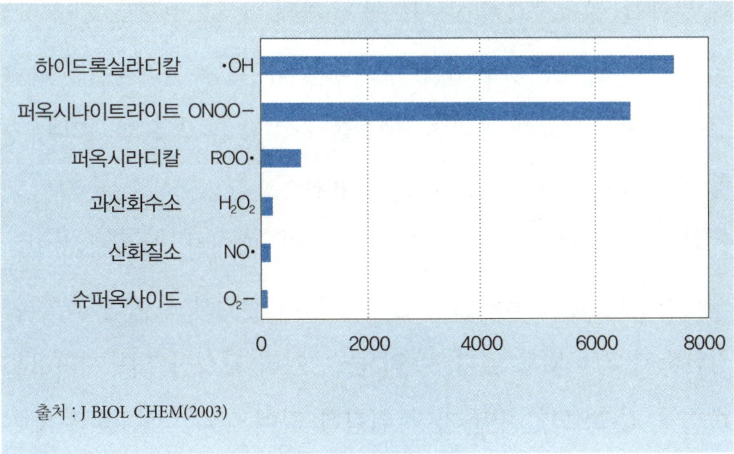


활성산소의 종류와 산화력

어려운 활성산소는 하이드록실라디칼과 퍼옥시나이트라이트다. 이 두 가지는 다른 활성산소보다 강력한 산화력을 가지고 있으며 물질을 가리지 않고 산화시키기 때문에 독성 활성산소로 불린다. 하이드록실라디칼과 퍼옥시나이트라이트는 세포, DNA, 미토콘드리아를 산화시켜 노화나 병을 일으키고 몸의 악순환을 초래한다. 그대로 방치하면 그 반응이 연쇄적으로 '전자의 쟁탈전'을 계속해 한층 더 상황을 악화시켜서 DNA 손상으로까지 발전하게 된다.

특히 하이드록실라디칼은 산화력이 매우 강해 100만분의 1초의 속도로 세포를 산화시키므로 해독약이 없다고 할 정도로 빠르고 흉포한 활성산소다. 슈퍼옥사이드보다 산화력이 무려 100배 이상 큰 하이드록실라디칼은 세포벽을 산화시켜 세포 활동에 장애를 일으키고 정상 세포를 공격해 망가뜨림으로써 결과적으로 인체에 악영향을 끼친다. 그래서 하이드록실라디칼은 세포 상해성 활성산소라 불리며, 물질을 가리지 않고 산화시키는 경향이 있어 독성 활성산소로 분류된다.

최근의 연구에서는 동맥경화, 당뇨병, 백내장, 알츠하이머병, 파킨슨병과 같이 노화에 수반되는 병의 원인으로 이런 독성 활성산소가 지목되고 있다. 우리 몸은 여러 활성산소를 제거하는 효소를 갖추고 있지만 가장 위험한 하이드록실라디칼을 제거할 수 있는 시스템은 제대로 갖춰져 있지 않다. 더구나 하이드록실라디칼을 제거할 수 있는 다른 항산화 물질이 없다는 것도 문제다. 따라서 활성산소로 인한 질병과 노화 문제를 해결하기 위해서는 하이드록실라디칼의 제거가 무엇보다 중요하다고 할 수 있다.

## 독성 활성산소만 제거하는 수소

수소의 가장 큰 특징은 수많은 항산화 물질이 제거하지 못하는 강력한 독성 활성산소인 하이드록실라디칼과 퍼옥시나이트라이트를 제거한다는 것이다. 그 외의 활성산소는 하이드록실라디칼과 퍼옥시나이트라이트에 비하면 산화력이 그다지 크지 않고, 이를 제거할 수 있는 효소와 물질도 충분하다.

또한 세균 및 바이러스 침입의 방어 역할과 신호 전달 물질로서의 중요한 역할도 있으므로 모든 활성산소를 제거할 필요는 없다. 예를 들어 슈퍼옥사이드나 과산화수소 같은 활성산소를 모두 제거하면 미토콘드리아의 질을 향상하는 기능이 사라진다. 혈관과 정자를 만드는 데도 활성산소가 필요하다. 그리고 활성산소의 한 종류인 산화질소는 혈관의 확장이나 신경 기능에 필요하다. 따라서 이런 것들을 좋은 활성산소라고도 한다.

반면에 하이드록실라디칼은 유전자, 단백질, 지질을 가리지 않고 산화시켜 파괴하므로 인체에 전혀 필요치 않다. 하이드록실라디칼은 정상 세포의 지질이나 단백질상의 분자로부터 전자를 빼앗고, 전자를 빼앗긴 분자는 극도로 불안정해져서 연쇄적으로 주위의 분자로부터 전자를 빼앗는다. 이는 결국 세포막 기능이나 대사 기능에 악영향을 미쳐 질병을 일으키게 된다.

수소는 이처럼 반응성이 강한 독성 활성산소를 제거하고 다른 항산화 물질과 같이 환원 작용을 한다.

**수소가 하이드록실라디칼을 제거해 물로 되돌리는 원리**

① $2OH\cdot + H_2 \rightarrow 2H_2O$

② $\cdot OH + H_2 \rightarrow H_2O + H$

다른 항산화 물질의 경우 활성산소를 제거한 후 활성산소와 비슷한 오염 물질을 남기게 된다. 예를 들면 비타민 C는 다른 물질을 환원시키는 대신 자신은 산화해 또 다른 독성 물질이 되기 때문에 활성산소를 100% 제거한다고 보기 어렵다. 그러나 수소는 산화된 물질을 환원시키지만 오염 물질을 남기지 않고 물로 변해 배출되기 때문에 인체에 아무런 해가 없다.

> 극히 미량의 수소로 하이드록실라디칼이 60% 감소한다.
>
> –오타 시게오(일본의과대학 교수)

도쿄건강장수의료센터연구소의 오오사와 이쿠로 박사는 〈수소 분자의 생리작용과 수소수에 의한 질환 방어〉라는 보고서[7]에서 다음과 같이 수소의 작용에 대해 밝혔다.

> 수소 분자는 생체 내에서 용이하게 확산해 독성이 높은 활성산소를 선택적으로 환원시킨다. 이 때문에 수소는 과산화수소가 철과 반응하는 펜톤 반응이나 방사선 조사로 인해 일어나는 하이드록실라디칼에 의한 세포사를 억제한다. 하이드록실라디칼은 핵산, 단백질, 지방질 등 모든 성분을 변성시키는 것으로 고도의 세포 상해성을 나타낸다. 이를 효과적으로 해독하는 기구가 생체 내에는 없다.

허혈-재관류의 경우 짧은 순간에 대량의 하이드록실라디칼이 발생해 병을 악화시킨다. 오오사와 박사는 허혈-재관류를 유발한 쥐에게 수소 가스를 흡입시켰더니 뇌, 심장, 간장 등에서 허혈-재관류 장애가 억제됨으로써 동물의 경우에도 수소가 항산화제 기능을 나타내는 것을 증명했다.

수소수는 독성 활성산소를 제거하는 수소를 섭취하기 쉽도록 고농도로 녹인 물이다. 수소수를 동물에게 투여했을 때 동맥경화증의 혈관 막힘, 당뇨병의 지방 대사, 스트레스에 의한 인지 기능 저하, 약물에 의한 도파민 신경세포의 변성, 항암제인 시스플라틴으로 인한 신장 독성 작용, 만성 신부전, 심장이나 폐의 방사선 장애 등이 개선되었다는 보고도 있다.

임상 연구에서 수소수가 나쁜 콜레스테롤인 LDL과 산화 스트레스를 억제해 방사선 치료를 받는 환자의 삶의 질(QOL)을 개선했다는 보고도 있다. 그러나 수소 기체 및 수소수의 작용 기전에 대해 명확하게 밝혀지지 않은 점이 있으므로 대규모 임상 연구가 필요하다. 한편 수소는 안전성이 높아 사람에게 투여하기 쉽고 산화 스트레스나 염증 관련 질환에도 효과가 커서 새로운 치료법으로 기대된다고 보고서는 밝혔다.

## 쉬어 가는 이야기

### 수소는 생명 에너지의 근원이다

지구상의 만물은 태양으로부터 에너지를 얻어 살아가며, 태양에너지는 수소의 핵융합 반응으로 발생한다. 식물은 물과 이산화탄소를 이용해 탄수화물을 만들어내는데, 물에서 수소와 산소를 분리하기 위해 태양에너지를 이용한다. 이렇게 만들어진 탄수화물은 동물이나 사람이 산화작용을 거쳐 에너지원으로 사용하며, 이때 탄수화물에서 분리된 수소는 세포의 에너지 ATP를 만들 때 전자를 주어 에너지가 만들어지는 데 결정적인 역할을 한다.

> 물을 분해하는 데는 태양에너지가 사용된다. 그런데 태양에너지는 137억 년 전 빅뱅 우주에서 만들어진 수소가 헬륨으로 융합되면서 나오는 에너지다. 그러니까 수소는 태양에너지를 내는 데 사용되고, 그 에너지를 사용해 물이 수소와 산소로 분해되고, 그 수소를 사용해 이산화탄소가 탄수화물로 바뀌고, 우리를 포함한 모든 동물은 탄수화물로부터 에너지를 얻어 살아가는 것이다. 이처럼 수소를 통해 동물과 식물이 에너지 순환을 이루는 것은 자연의 위대한 섭리다.[8]
>
> -김희준(서울대학교 자연과학대 교수)

식물은 태양에너지를 단순히 물과 이산화탄소를 분리하는 데만 사용하는 것이 아니라 태양의 양기(陽氣), 즉 태양에너지를 수소 안에 담아 탄수화물을 만든다. 그러므로 우리가 탄수화물을 섭취할 때 태양에너지인 태양의 양기를 섭취한다고 볼 수 있다. 수소를 섭취하는 것은 활성산소를 제거하는 항산화 물질을 섭취할 뿐만 아니라 부족한 양기를 보충하는 셈인 것이다. 수소가 태양의 양기를 품고 생명체의 에너지 생산에 관여한다는 사실은 생물학자도 인정하고 있다.

> 수소는 엽록체로부터 양기를 받아 미토콘드리아에서 내놓는다. 즉 엽록체는 빛의 양기를 수소에 맡긴 후 그 수소를 유기물 속에 저장하는 곳이고, 미토콘드리아는 유기물 속의 수소가 내놓는 양기를 생명의 기로 만드는 곳이다. 그런 결과로 엽록

체는 지구에서 태양의 양기를 가두는 유일한 곳이다. 즉 엽록체는 지구상에서 무기물로 유기물을 생합성하는 유일한 곳이다. … 수소와 산소는 엽록체에서 이별을 하는데 그 과정이 빛 에너지를 화학에너지로 유기물 속에 저장하는 광합성 작용이고, 수소와 산소는 미토콘드리아에서 재회하는데 그 과정이 유기물 속의 화학에너지를 꺼내서 우리가 사용할 ATP를 만드는 호흡이다.[9]

-임광자(생물학자)

이처럼 수소는 태양에너지를 받아 유기물을 만드는 데 필수적인 역할을 한다. 또한 체내에 흡수되어 세포 에너지인 ATP를 생성하는 데 필수적인 원소로 작용하고, 지구상의 만물이 살아가고 순환하는 중심에 있다. 수소는 물질을 이루고 에너지를 생산하는 등 생명체가 생명을 유지하는 데 없어서는 안 될 가장 중요한 원소인 것이다. 이렇게 우리 곁에, 우리 안에 항상 존재하는 수소는 유기물을 구성할 뿐 아니라 생명 에너지를 담고 있는 기(氣)의 실체라고도 말할 수 있다.

PART 2

# 수소수를 마셔야 하는 이유

+

# HYDROGEN WATER

+

# 01 물, 치료의 핵심이다

## 건강 기능수의 부각

누구나 건강하고 즐겁게 살기를 바란다. 힘들게 운동하고 쓴 약과 맛없는 음식을 억지로 먹으면서 건강해지기를 바라지는 않을 것이다. 그런데 단순히 물을 자주 마시는 습관만으로도 건강해질 수 있다면 어떨까? 이런 쉬운 방법이라면 누구나 해볼 만하지 않겠는가.

이런 희망을 현실로 만들어 주는 물이 바로 수소수다. 활성산소를 제거하는 것만으로도 노화와 질병을 예방하는 데 큰 효과를 거둘 수 있다. 몸에 좋다는 음식은 대부분 항산화력이 크다는 공통점을 갖고 있다. 그러니 강력한 항산화력을 가진 수소수를 매일 마신다면 간편하고 쉽게 건강을 유지하는 데 더할 나위 없을 것이다.

우리 몸은 약 60조 개의 세포로 이뤄져 있다. 또한 인체의 70%는 물이며, 뼈를 제외한 거의 모든 세포의 85%가 물로 이뤄져 있다. 이뿐만 아니라 물은 소화, 흡수, 순환, 배설 기능을 도와 대사 작용을 원활하게 해 주고, 체내에 축적된 독소와 노폐물을 배출하는 중요한 역할을 한다. 물이 없으면 우리는 생명을 유지할 수 없는 것이다.

물이 인체에서 하는 일은 정리해 보면 다음과 같다.

① 마시는 물은 입-위-장-간장-심장-혈관-세포-혈액-신장-배설 등의 순서로 순환한다.
② 세포에 산소와 영양을 공급한다.
③ 땀과 대소변에 섞여 노폐물을 배출한다.
④ 소장과 대장에서 음식물을 녹이고 희석해 소화, 흡수시킨다.
⑤ 혈액의 pH 값을 정상적으로 유지시킨다.
⑥ 세포 속의 형태가 변하지 않도록 혈액과 조직액의 순환을 촉진한다.
⑦ 열이 나면 땀을 흘리게 하여 체온을 조절해 준다.
⑧ 각 관절에서 윤활유 역할을 하여 뼈마디의 움직임을 원활하게 해 준다.
⑨ 신체의 골격과 체형의 균형을 유지시킨다.
⑩ 모든 신체 기능을 원활하게 하여 생명 유지에 필수적인 역할을 수행한다.

이처럼 물은 인체에서 매우 중요한 역할을 하기 때문에 우리 몸을 좋은 물로 채워야 건강해질 수 있다.

> 물은 근원적 생명 요소이며, 가능하기만 하다면 어떤 경우에도 죽음의 영역에서 생명을 구출해 낸다. 활동적 안정을 잃고 병에 걸린 모든 물질에서 물은 거대한 치유 수단이다. 식물이나 동물, 나아가 인간이 필요로 할 때 즉각적으로 그에 응해 모습을 바꾸면서 중개자로서 역할을 다한다. 그 후에는 다음의 창조에 대비해 조용히 물러난다. 그 본질은 순수하면서 무구하고, 모든 것을 순화시키고, 재생시키고, 상처를 치유해 힘을 불어넣어 주며, 정화하는 능력을 가지고 있다.
>
> –테오도르 슈벵크*, 《카오스의 자연학》

## 질병의 원인, 탈수

의외로 많은 사람이 탈수와 갈증에 시달리고 있다. 그리고 물을 많이 마셔야 한다는 것은 알고 있지만 어느 정도를 어떻게 먹어야 하는지는 잘 모른다. 그리고 많은 사람이 이런 충고를 듣고 물을 마시고 있음에도 불구하고 탈수 상태에 있다.

* 테오도르 슈벵크(Theodor Schwenk) : 평생 물을 연구한 독일의 유체역학자

사람이 아픈 것은 병들어서 그런 것이 아니라 탈수와 갈증 때문이다.

–F. 뱃맨겔리지, 《자연이 주는 최상의 약, 물》

대부분의 질병은 인체의 물 부족과 관련이 있다. 예를 들어 천식은 질병이 아니라 체내의 수분 부족으로 인해 발생하는 합병증이다. 물 부족으로 인해 신경 전달 물질인 히스타민*이 활성화되고 이로 인해 천식 같은 알레르기 질환이 생기는 것이다. 실제로 심한 천식을 앓고 있는 아이들이 물 섭취를 늘리고 나서 천식에서 벗어난 사례가 의학박사 뱃맨겔리지의 《물, 치료의 핵심이다》에 담겨 있다.

물 치료로 유명한 뱃맨겔리지 박사는 히스타민의 활동이 천식과 알레르기는 물론이고 가슴 통증, 장 염증, 류머티즘 관절염, 요통, 편두통, 섬유근막 통증, 협심증까지 주요 신체 통증을 일으키는 원인이 된다고 말한다. 그동안 히스타민은 가려움증과 알레르기를 일으키는 나쁜 물질로 보는 경향이 많았다. 하지만 뱃맨겔리지 박사는 히스타민을 체내 수분 조절을 책임지는 신경 전달 물질로 본다. 따라서 히스타민으로 인해 일어나는 많은 질병과 통증을 천연 항히스타민인 물로써 효과적으로 다스릴 수 있다고 주장하는 것이다.

---

* 히스타민(histamine) : 알레르기 반응이나 염증에 관여하는 화학물질로, 면역계 세포에서 항원 항체 반응으로 유리된 히스타민은 기관지 수축(알레르기성 천식), 모세혈관 확장, 투과성 증대(콧물이나 부종) 등을 일으킨다. (식품 과학기술 대사전)

### 통증을 없애는 물

뱃맨겔리지 박사는 물이 천연 진통제라고 말한다. 실제로 탈수에 의해 여러 가지 통증이 발생하므로 통증은 탈수의 신호라는 것이다. 인체 내에는 수분 결핍에 대한 중추신경계의 통증 신호가 있다고 한다. 따라서 갑자기 발생하는 위나 다른 곳의 통증은 탈수로 인한 경우가 많다고 뱃맨겔리지 박사는 주장한다. 그의 연구에서는 물 한두 잔만으로 통증이 쉽게 가라앉은 사례가 무수히 많다. 이와 관련해 뱃맨겔리지 박사가 1983년 6월 〈임상 위장병학 저널〉에 기고한 논문을 살펴보자.

> 어느 늦은 저녁 20대의 한 젊은이를 방문하게 되었다. 그의 소화성 궤양은 오랜 병력을 가지고 있었다. 그가 전형적인 상부 복통을 일으킨 것은 10시간 전이었다. 시간이 지날수록 증상이 더욱 심해졌다. 그는 거의 한 병 가득한 제산제와 타가메트(위산 분비를 억제하는 소화궤양 치료제-옮긴이) 세 알을 복용했지만 아무런 효과도 없었다. 통증은 계속되었다. 내가 도착했을 때 그는 고통스러운 나머지 방바닥에 웅크려 눈을 질끈 감은 채 신음하고 있었으며, 주변 상황도 의식하지 못하는 상태였다. 그는 반쯤 정신 나간 사람처럼 보였다. 내가 말을 건넸지만 그는 듣지도 못하는 것 같았다.
>
> 몸을 흔들자 그제야 겨우 반응을 보였다. 내가 왜 그러느냐고 묻자 그는 "궤양 때문이에요. 아파 죽겠어요."라고 말했다. 혹시

천공성 궤양인가 진찰해 봤지만 다행히도 아니었다. 나는 그에게 물을 두 잔 마시도록 했다. 약 10분 정도가 지나자 그의 고통이 다소 완화되었다. 처음 두 잔을 마신 다음 15분 후에 다시 세 잔째 물을 마시게 했다. 이제 그의 통증은 훨씬 약해져 있었다. 처음 물을 마신 지 20분이 지나자 그는 일어나 앉아서 주위 사람들에게 말을 걸 정도로 완전히 회복되었다.

환자와 그의 친구들은 가득 찬 한 잔의 물속에 숨겨진 기적을 목격했다. 통증을 없애는 물의 기적이었다. 이 환자의 임상 결과를 통해 알 수 있는 것은 인체 내에 수분 결핍에 대한 중추신경계의 통증 신호가 있다는 것이다. 과거에는 이와 같은 열성으로 인해 결국 수술을 하고 마는 경우가 대부분이었다(아직도 가끔 그런 경우가 있다고 확신한다).

-F. 뱃맨겔리지, 《물, 치료의 핵심이다》

지금 어딘가 통증이 느껴진다거나 불편한 상태라면 당장 물 한두 잔을 마셔 보라. 통증이 완화되고 편안해지는 것을 느낄 수 있을 것이다.

### 물은 에너지의 원천이다

뱃맨겔리지 박사는 물을 다른 물질을 용해하고 순환시키는 물질로만 보지 않고 생명을 유지해 줄 뿐만 아니라 생명을 주는 중요한 물질로 보았다. 단지 필요한 물질이 아니라 필수 영양소로 보는 것이 더 옳다는 것이다.

> 물은 영양소이며 인체의 모든 생리학적 기능에서 실제로 지배적인 물질대사 역할을 맡고 있다.
>
> -F. 뱃맨겔리지, 《물, 치료의 핵심이다》

뱃맨겔리지 박사는 물을 에너지의 원천으로 보았다. 예컨대 영양소를 태워서 에너지를 만드는 것이 화력발전이라면 물을 통해 만들어 내는 에너지는 수력발전이라는 것이다. 삼투압에 의해 세포 속으로 물이 이동할 때 전기에너지가 발생하고, 칼륨과 나트륨이 세포막의 안쪽과 바깥쪽으로 이동할 때도 전기에너지가 발생한다. 이런 전기에너지에 의해 세포는 ATP 에너지와는 다른 에너지를 얻게 된다는 것이 뱃맨겔리지 박사의 주장이다.

필자의 개인적인 생각으로는 수소가 전기에너지의 발생을 보다 효과적으로 일으키지 않나 추측한다. 세포 속에서 물이 이동하면서 전기에너지가 발생한다면 수소의 환원적 전자 이동으로 전기에너지의 발생도 더욱 쉬울 것이기 때문이다.

### 물만 너무 마셔도 안 된다

물을 많이 마시는 사람을 가끔 만나게 되는데 하루에 3~6L를 마시는 사람들도 있다. 대개 이런 사람들은 물을 많이 마신다고 자랑스럽게 말한다. 그런데 그들에게 어디 아프지 않느냐고 물어 보면 모두가 그렇다고 하면서 왜 그런지 의아해했다. 그러면 필자는 마시는 물의 양을 좀 줄이라고 말한다. 아이러니하게도 몸이 아픈 이유는 물을 너무 많이 마셨기 때문이다.

물을 많이 마시라고 하고는 왜 또 많이 마시면 안 된다고 하는 것일까? 물을 많이 섭취하는 데는 반드시 소금의 섭취도 따라야 한다. 요즘은 신문이나 방송에서 나트륨 과다의 폐해에 대해 많이 다루고, WTO도 소금 섭취를 줄이라고 권장하고 있다. 그러면서 또 물은 많이 마시라고 하니 뭔가 앞뒤가 맞지 않다.

체내 수분을 조절하는 것은 나트륨과 칼륨으로, 이 둘은 체내에 물을 담을 수 있게 한다. 나트륨은 세포 밖의 수분을, 칼륨은 세포 안의 수분을 조절하므로 나트륨과 칼륨이 부족하면 인체에 물을 담을 수 없다. 그러므로 물을 많이 마시더라도 체외로 내보낼 수밖에 없어 탈수 증세를 겪게 되는 것이다. 물만 많이 마시면 물 중독에 걸릴 수 있다. 실제로 하루에 3.5L씩 두어 달 동안 물을 마신 여성이 물 중독으로 고생한 사례를 직접 들은 바 있다.

물과 함께 적절한 양의 소금을 섭취하지 않으면 인체는 전해질의 균형을 잃어 질병에 걸리기 쉬워지고 면역력도 떨어진다. 소금에 대한 이야기는 무궁무진하지만 이 책에서 다루는 범위를 벗어나므로 이 정도로 줄이겠다.

소금을 섭취하고 물을 잘 마시고도 몸이 나빠질 수 있다. 역삼투압 방식으로 정수한 물을 마신 경우에 그럴 수 있는데, 물을 안 마시는 것보다는 나을지 몰라도 이 물을 지속적으로 마신다고 해서 건강해지거나 질병이 치유될 수는 없다. 오히려 인체가 산성화되어 여러 질병이 발생하기도 한다. 그럼에도 불구하고 우리나라 정수기의 80%는 역삼투압 방식이 장악하고 있으니 국민 건강에 빨간불이 켜졌다. 이는 2012년 4월 27일 울산 MBC가 '워터 시크릿–미네랄의 역설'이라는 제목의 방송을 통해 과학적으로 설명하기도 했다.

2012년 의학 전문 신문사의 손상대 기자가 펴낸《역삼투압 정수기가 사람 잡는다》라는 책에서 저자는 역삼투압 방식으로 정수한 물이 인체에 유익한 미네랄이 거의 없는 증류수와 같은 죽은 물이라고 말한다. 그리고 우리나라가 세계에서 위암 발생률 1위가 된 데에도 역삼투압 정수기가 한몫했다고 한다.

역삼투압 정수기의 물은 pH가 5.5~6.8(초기에는 pH 5.0~5.5였다)로서 산성을 띠어 음용수로 쓰기에는 부적합하다. 일부 연구에서 암에 걸린 사람들의 혈액 속 pH를 검사한 결과 하나같이 pH 수치가 산성을 띠었다고 한다. 암에 걸려서 산성화된 것인지, 산성화되어서 암에 걸린 것인지 선후 관계를 밝히기는 어렵지만, 혈액의 산성화가 암을 악화시킨다는 것은 자명한 사실이다.

> 인체는 산성수를 마시면 일단 폐 활동과 간장 활동, 신장 활동에 부하가 걸려 산-염기 평형을 유지하기 어려워지는데, 이때 극심한 육체 피로, 만성질환을 가진 사람의 혈액을 조사해 보면 대체로 산성 혈액 상태다. 이렇게 혈액이 산성화되면 혈액의 점성이 높아지고 혈액을 통한 산소 공급이 원활하지 못하게 된다. 결국 이러한 산소 결핍이 심근에 오면 심근경색, 뇌혈관에서 일어나면 바로 뇌경색을 초래하게 되는 것이다.
>
> –손상대, 《역삼투압 정수기가 사람 잡는다》

인간의 체액은 pH 7.4 정도의 약알칼리성을 유지하는데, 이 산도가 조금만 달라져도 면역력에 문제가 생기고 질병에 쉽게 노출되는 등 인체가 요동을 친다. 산성 식품이나 산성의 물 등 pH가 낮은 물질이 인체에 들어오면 pH를 유지하기 위해 우리 몸의 여러 기관이 필요 이상으로 무리하고 에너지를 낭비하게 된다. 산성 식품이 몸에 안 좋다는 사실은 독자들도 익히 들어 알고 있을 것이다. 하물며 우리가 수시로 섭취하는 물이 산성이라면 어떻겠는가.

> 한국물학회 김광영 박사에게 의뢰해 역삼투압 정수기 물과 미네랄 물을 먹기 전과 후를 구분, 사람의 혈액을 채취하고 전자현미경으로 관찰한 결과 역삼투압 정수기 물을 먹은 비교군의 혈액 백혈구 응고 현상이 심한 것으로 조사되었다. … 더욱 충격적인

것은 '독일 본대학 수질 검사 결과 보고서'였다. 보고서는 역삼투압 정수기의 물이 '미네랄이 전혀 없는 산성수이며 독일 음용수 기준에 미달이고 장기간 섭취할 경우 건강상 문제를 일으킬 수 있다'는 내용이었다. (울산 MBC, '워터 시크릿–미네랄의 역설'에서 발췌)

–손상대, 《역삼투압 정수기가 사람 잡는다》

역삼투압 정수기의 물은 산성도가 높다는 것뿐만 아니라 인체에서 조절 작용을 하는 미네랄을 세포에서 빼앗아 간다는 것도 문제다. 삼투압 현상은 농도가 낮은 용액과 높은 용액이 반투과성 막으로 나뉘어 있을 때 농도를 맞추기 위해 용매인 물이 저농도의 용액에서 고농도의 용액으로 이동하는 것을 말한다. 세포막은 바로 이와 같은 반투과성 막의 역할을 하는데, 미네랄이 없는 증류수처럼 농도가 낮은 역삼투압 정수 물이 인체에 들어오면 세포 안에 있는 각종 미네랄이 삼투압 현상에 의해 세포 밖으로 빠져나가게 된다. 이는 세포를 산성화시키고 기능을 마비시키기 때문에 세포에 치명적이라 할 수 있다.

나는 임산부에게 절대 역삼투압 정수기 물을 먹지 못하게 할 것이다. 부모가 미네랄이 부족한 물을 마시면 자녀에게도 영향을 미친다는 연구 결과가 발표되고 있다. 미네랄이 없는 물은 증류수와 마찬가지다. 이런 물을 먹으면 안 된다는 것은 몇 세대 전부터 알려져 있다. … 세포 바깥에 미네랄이 없는 물이 있으면 그 물이 세포에서 미네랄을 빼앗아 간다. 일반적으로 암 환자들은 대부분 체액과 피가 산성인 경우가 많다. 그리고 인체에 미네랄이 공급되지 않으면 특히 몸의 pH를 조절하는 데 가장 중요한 역할을 하는 미네랄인 중탄산염이 공급되지 않아 암 발병률이 높아진다는 연구가 있다. 즉 중탄산염을 공급하면 pH가 조절되고 그렇지 않으면 위험하다. (국제물학회 미네랄 연구 팀의 잉그리드 로스버그 박사)

–손상대, 《역삼투압 정수기가 사람 잡는다》

만약 물을 하루 여덟 잔 이상 꾸준히 마시는데도 몸이 여기저기 불편하다면 그 물을 의심해 보라. 위 책의 저자는 역삼투압 정수기의 물을 먹느니 차라리 수돗물을 마시는 게 낫다고 주장한다.

## 좋은 물이 건강을 지켜 준다

좋은 물이란 바로 몸에 좋은 물을 가리킨다. 이는 물이 갖고 있는 성질이 인체의 건강에 큰 영향을 주기 때문이다. 옛날부터 좋은 물을 마시고 몸이 건강해졌다는 얘기가 많이 전해지고 있다. 좋은 물은 환원력이 높고 우리 몸을 공격하는 활성산소를 제거해 줄 수 있는 물을 말한다. 또한 건강을 유지하는 데 필요한 다음과 같은 조건을 두루 갖춘 물이다.

**좋은 물의 조건**

① pH가 7.4~8.5로 약알칼리성이며, 산화환원전위*가 낮아야 한다(-250~-400mV).

② 물 분자가 작고 구조가 치밀한 육각수의 물은 세포 내 흡수가 잘된다.

③ 염소, 녹, 중금속, 대장균 등 화학물질이나 유해 물질이 없어야 한다.

④ 몸에 유익한 미네랄이 균형 있게 포함되어 물맛이 좋아야 한다.

⑤ 산소, 이산화탄소가 적당히 녹아 있어야 한다(끓인 물은 산소와 이산화탄소가 없다).

⑥ 수소를 풍부하게 함유해 활성산소를 제거하는 환원 능력이 높아야 한다.

수소가 풍부한 수소수는 왜 몸에 좋을까?

수소수는 말 그대로 수소가 녹아 있는 물이다. 수소는 가장 가벼운 기체이므로 대기 중에는 거의 존재하지 않으며, 또한 이러한 성질로 인해 기적의 물이라고 불리는 일부 물에만 녹아 있고 지구상 99.99%의 물에는 수소가 녹아 있지 않다. 수소는 상온(21℃)에서 최대 1.6ppm(1.6mg/1L) 정도 녹을 수 있다. 일반적으로 상온에서 수소를 0.3~1.6ppm 정도 포함한 물을 수소수라고 할 수 있다. 수소수가 좋은 것은 다음과 같은 수소의 특별한 능력 때문이다.

첫째, 수소는 독성 활성산소를 선택적으로 제거한다.

* 산화환원전위(oxidation-reduction potential, ORP) : 측정하는 용액이 다른 물질을 산화시키기 쉬운 상태인지, 환원시키기 쉬운 상태인지를 나타내는 지표를 말한다. 플러스(산화)와 마이너스(환원)로 표시되고 단위는 mV이다. 플러스 수치가 클수록 산화력이 강하고 마이너스 수치가 클수록 환원력이 강하다.

수소는 가장 작은 물질이지만 환원력이 매우 높다. 이 환원력을 통해 수소는 세포를 공격하는 활성산소 중 가장 흉포한 하이드록실라디칼과 퍼옥시나이트라이트를 선택적으로 제거한다. 하이드록실라디칼과 퍼옥시나이트라이트는 다른 항산화 물질이 제거하지 못하는 활성산소이며 수소만이 이를 제거할 수 있다. 물질을 가리지 않고 산화시키는 독성 활성산소로 인해 세포 조직이 파괴되고 각종 질병이 발생하는데, 수소는 이런 독성 활성산소를 제거함으로써 산화 스트레스로 인한 염증이나 알레르기를 예방하고 인체의 각 기관이 원활하게 돌아갈 수 있도록 한다.

둘째, 수소는 세포 에너지의 생산을 촉진해 면역력을 향상한다.

수소는 에너지 대사를 촉진한다. 즉, 독성 활성산소를 제거해 세포 내 엔진인 미토콘드리아의 에너지 생산을 촉진한다. 활성산소를 제거함으로써 미토콘드리아의 활성을 높이고 에너지 대사도 촉진하게 되는 것이다. 세포의 에너지 생산이 촉진되면 부족한 에너지가 보충되면서 신체의 기능이 원활해지고 피곤함도 덜 느낀다. 면역 세포 또한 충분한 에너지 생산으로 면역력이 향상된다.

지금 이 순간에도 활성산소에 의해 손상되려고 하는 세포와 만나면 수소는 활성산소에 전자를 준다. 그러면 활성산소는 전자를 얻고 안정되어 무해한 물질로 바뀌고, 다른 분자나 원자로부터 전자를 뺏으려고 하는 활동을 잃어버리게 된다. 그래서 눈사태처럼 화학 반응이 멈추고 그 이상 산화가 진행되지 않는 것이다.

–야마노이 노보루, 《수소와 전자의 생명》

셋째, 수소는 체내에 전자를 보급해 인체가 산성화되는 것을 방지한다.

건강한 인체의 혈액은 pH 7.4 정도의 약알칼리성을 항상 유지한다. 하지만 스트레스나 산성 환경의 증가로 체내의 체액 균형이 무너지면 혈액이 산성 쪽으로 기울어진다. pH가 ±0.04~0.06 정도만 변해도 어깨가 결리거나 마음이 불안해지는 등 원인 모를 불쾌감이 발생하고 고혈압, 당뇨, 대사 장애 등 만성질환으로 발전하게 된다. 이는 산화로 인한 전자 부족의 상태를 의미하며 체내에 전자를 보급하면 해결될 수 있다.

이처럼 전자를 보급하는 것이 바로 환원으로, 이는 수소를 준다는 것과 같은 의미다. 수소는 환원 환경을 만들어 주는 가장 강력한 환원 물질이다. 수소가 갖고 있는 강력한 환원 작용은 유해한 산화 물질로 인한 전자 부족으로부터 우리 몸을 보호해 준다. 인체에 환원 환경이 조성되면 혈액은 정상 pH인 약알칼리성을 유지해 만성질환으로의 진행이 어려워진다.

### 인체를 변화시키는 물의 효과

물은 인체에서 뼈를 제외한 거의 모든 세포의 85%를 차지하므로 물을 바꾸면 세포가 바뀌고, 세포가 바뀌면 장기와 혈액 등 우리 몸이 변한다. 우리가 마신 물은 불과 30초 이내에 혈액에 도달하고, 1분이면 뇌 조직과 생식기에, 10분 후에는 피부에, 20분 후에는 장기에, 30분 후에는 인체의 곳곳에 도달한다. 이처럼 물은 우리 몸에 빠르게 흡수되어 혈액과 체액 등을 변화시킨다.

그러므로 수소가 포함된 수소수를 꾸준히 마신다면 위와 같이 인체에 흡수되어 빠른 변화를 가져올 것이다. 인체를 구성하고 있는 세포는 6개월만 지나도 원래의 몸과는 완전히 다른 세포로 바뀐다. 뼈와 장기 세포의 수명은 이보다 길지만 대부분의 세포는 6개월이면 모두 새롭게 바뀐다. 체질을 바꾸려면 체액이 바뀌어야 하는데, 체액도 100일 정도면 모두 새롭게 바뀐다. 수소가 포함된 좋은 물로 우리 몸을 채우면서 6개월이 지나면 조직과 체액이 완전히 바뀌게 되며, 그럼으로써 체질로 인한 질병도 고칠 수 있는 것이다.

사람들은 건강을 유지하기 위해 식생활을 조절하고 시간을 내어 운동도 한다. 하지만 늘 건강에 좋은 음식만 골라 먹기 어렵거니와 날마다 규칙적으로 운동하기도 쉽지 않은 일이다. 반면에 좋은 물을 마시는 습관을 들이기는 매우 쉽다. 남녀노소 누구나 매일 수시로 물을 마시므로 이 물을 수소수로 대체하기만 하면 된다. 매일 수소수를 여덟 잔 이상 마신다면 다른 어떤 건강 습관보다 쉽고 빠르게 체질을 변화시킬 수 있을 것이다.

# 02 그동안 몰랐던 수소의 작용

## 우리 몸속의 수소

기체 형태의 수소($H_2$)가 우리 몸속에 존재한다는 사실을 알고 있는가? 게다가 수소는 인체에 중요한 역할도 하고 있다. 수소는 대기 중에 거의 존재하지 않기 때문에 수소를 호흡하기는 어렵다. 그런데 어떻게 수소가 우리 몸에 존재할 수 있단 말인가?

그동안 수소는 촉매 없이는 반응성이 약하며, 수소화 효소인 히드로게나아제*를 가진 일부 미생물을 제외하고 생체에서는 수소를 이용할 수 없다고 생각해 왔다. 하지만 수소는 인간의 생명

* 히드로게나아제(hydrogenase) : 혐기 대사계에서 생긴 전자와 수소 이온에서 수소 생성 반응을 촉매하는 효소다. 클로스트리듐 속으로 환산 환원 세균, 녹조 등에 함유되어 있다. 이러한 미생물을 이용한 수소 생산, 에너지 변환 등의 시도가 있다. 또한 분자상 수소와 물 사이의 수소 원자 교환 반응을 촉매한다. (화학 용어 사전)

활동에 매우 중요한 역할을 담당하고 있다.

우리 몸에서 수소가 발생한다는 사실이 생소하겠지만, 실제로 사람의 장기에서는 하루에 10L 이상의 수소 가스가 발생한다. 그중 21%가 혈관에 흡수되어 14%는 호흡을 통해 배출된다는 보고도 있다.[1] 수소는 체내를 도는 가스 중 산소, 이산화탄소에 이어서 많은 성분이다.

수소는 우리 몸의 장내에서 발생한다. 그래서 방귀에는 메탄가스뿐 아니라 수소도 포함되어 있다. 장내에서 만들어진 대량의 수소는 장관에서 혈액에 흡수되어 문맥, 간장을 경유해 전신을 돌고, 가스화된 수소는 폐에서 호흡을 통해 빠져나간다.[2]

이를 연구한 헝가리의 얼베르트 센트죄르지* 박사는 수소나 전자가 몸속에서 이동한다는 것뿐 아니라 어떤 조직 안에 수소가 막대하게 축적되어 있다는 사실을 밝혀냈다. 그리고 체내에 축적된 수소(전자)가 줄어들면 만성피로나 성인병 등이 생긴다고 했다. 생체에 많은 수소가 축적되어

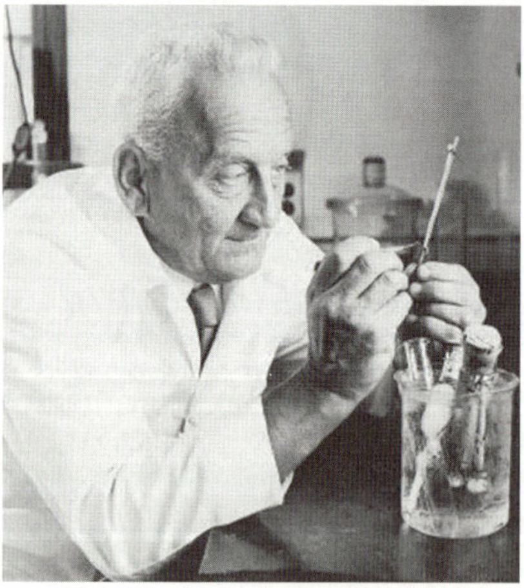

얼베르트 센트죄르지

* 얼베르트 센트죄르지(Albert Szent-Györgyi) : 비타민 C와 그 성분 및 구연산 회로 반응의 발견을 인정받아 1937년에 노벨 생리 · 의학상을 수상했다.

있는 것을 발견한 센트죄르지 박사는 흥미로운 지적을 했다. 수소가 많이 함유되어 있다는 것은 전자가 풍부하다는 것으로 바꿔 말할 수 있다. 즉, 수소는 생체를 공격하는 활성산소를 제거할 수 있는 강력한 항산화작용을 한다는 것이다.

우리 몸에서 수소를 가장 많이 포함하고 있는 장기는 바로 간이다. 간은 해독을 하는 장기로서 항산화 물질을 가장 많이 필요로 한다. 그다음으로 수소가 많은 장기는 장인데, 장은 장내 이상 발효로 인해 활성산소의 발생이 많은 장소이므로 이를 막는 데 수소가 중요한 역할을 하는 것으로 보인다.

> 어떤 원인으로 몸의 일부에서 수소가 감소하면 체내 여러 군데의 수소 댐에서 수소가 보급된다. 그래도 수소의 고갈이 진행되면 결국에는 죽음에 이르게 되는데 이 프로세스가 병과 노화, 죽음이다.
>
> –야마노이 노보루, 《수소와 전자의 생명》

활성산소가 많을수록 소모되는 수소의 양도 많아진다. 스트레스가 많을수록 활성산소가 늘어나고 이에 따라 대사 질환, 동맥경화, 성인병 등의 만성질환이 생기게 된다. 체내에 존재하는 물의 산화환원전위를 낮추는 데 중요한 작용을 하는 것이 수소다. 산화환원전위가 높으면 환원력이 약해져서 산화가 진행되는데, 세포 내외의 조직에 함유된 물에 수소가 충분하면 그 주변의 환원력이 높아져서 산화의 진행이 느려지는 것이다.

세포막이 산화되기 시작하면 그 막을 구성하는 인지질이 과산화지질로 변한다. 과산화지질 자체가 활성산소와 같은 독성 물질이므로 주변의 다른 조직도 차례로 산화된다. 과산화지질화된 세포막은 유연성을 잃고 굳어지며 물과 미네랄, 영양소 등의 출입이 어려워져서 세포의 기능마저 떨어지게 된다.

또한 수소 부족은 DNA 레벨에 문제를 일으키는 원인이다. DNA는 이중나선 구조로 되어 있는데, 이중나선의 각 분자를 연결시키는 것이 수소 결합 외에는 없기 때문이다. DNA의 이중나선은 세포 분열에 연관되며, 이 나선이 유연할수록 세포가 활발하게 분열할 수 있다. 하지만 나이가 들수록 수소의 축적이 줄어들면서 DNA 나선이 굳어지고 세포 분열도 멈추게 된다. 이때 환원력을 가진 수소를 충분히 공급해 세포 단계에서부터 조직의 재건축을 꾀하면 DNA의 수소 결합이 강화되어 나선이 유연하게 구축되므로 젊은 세포의 재생력을 활성화할 수 있다고 야마노이 교수는 주장한다.[3]

세포 단위에서도 수소가 발생해 아주 중요한 작용을 한다. 우리가 섭취하는 탄수화물, 단백질, 지방 등에는 모두 수소가 포함되어 있고, 이는 화학적 구조로 결합되어 인체의 여러 효소에 의해 분해된다. 그 과정 중 탈수소 작용이라는 단계가 있는데, 이는 물질에서 수소를 분리하는 과정을 말한다. 이렇게 분리된 수소 전자가 ATP 에너지를 생산하는 데 핵심 역할을 함으로써 우리 몸을 움직이는 에너지가 된다. 결국 에너지를 만들어 내는 것도 수소의 작용이라고 할 수 있다.

## 수소는 신호 전달 물질일까?

수소수에 대해서는 주로 활성산소 제거의 효과가 부각되고 있다. 그러나 최근에 발표된 논문을 통해 그 외의 작용이 밝혀지고 있으며 이에 관한 연구가 계속 진행 중이다. 그중에서도 수소의 항산화작용이 가장 중요하지만 항산화작용만으로 여러 난치병의 개선을 설명하기에는 어려운 점이 있다. 과학자들은 분명히 다른 어떤 작용이 있을 것이라고 추측하고 있다.

수소가 항산화제라는 것 외에 시그널 분자로서의 가능성이 이를 설명해 준다. 나고야대학의 오노 교수는 "수소 분자가 즉시성即時性 알레르기를 억제한다는 것을 발견했지만, 즉시성 알레르기는 하이드록실라디칼이나 산화 스트레스와 관계가 없으므로 활성산소 제거설만으로 이를 설명할 수 없다"고 지적했다. 피츠버그대학의 나카오 준교수도 "실험 쥐의 폐 이식 중에 수소 가스를 흡입시키면 폐 세포에 항아포토시스* 단백질이 나타나고 염증이 억제된다"면서 수소 분자가 항산화 물질이 아닌 전달 물질로서 역할을 한다고 본다.

그리고 2007년 〈수소 가스 흡입으로 쥐의 뇌경색이 개선되었다〉는 논문을 발표했던 오타 시게오 교수는 "뇌경색의 개선이 수소가 하이드록실라디칼을 소거했기 때문이라는 것은 추측이다. 또한 만성질환 동물 모델에 수소수를 먹였을 때 나타나는 개선 효과가 활성산소를 직접 제거한 결과라고 생각하지는 않는다. 수소 농도를 봤을 때 다른 가능성을 생각하지 않으면 안 된다. 그렇다면 이유는 무엇일까? 지금은 아직 모른다고밖에 할 수 없다. (수소의 인지 기능 개선에 관해서는) 계속하여 수소에 노출된 혈액 성분이 환원 쪽으로 기울어 간접적으로 뇌의 산화 스트레스에 영향을 주는지도 모른다. 수소 분자가 생체 전달 물질의 역할을 할 가능성이 있으므로 항염증이나 항알레르기 효과도 어떻게 작용하는지를 밝히는 것이 앞으로의 연구 과제다. 같은 메커니즘으로 모든 것을 설명해서는 안 된다고 생각한다"라고 말했다.

요컨대 수소가 하이드록실라디칼을 제거하지만 그것만 가지고 뇌경색이 좋아졌다고 말하기는 어렵다는 것이다. 오타 교수는 아직 명확히 밝혀진 바는 아니지만 수소가 신호 전달 물질로서의 작용 외에 또 다른 작용을 할지도 모른다는 가능성을 열어 놓고 있다.

---

* 아포토시스(apoptosis) : 세포가 죽는 방식은 크게 네크로시스(necrosis)와 아포토시스로 나뉜다. 네크로시스는 화상과 타박, 독극물 등의 자극에 의해 일어나는 세포의 죽음으로, 말하자면 세포의 '사고사'라 할 수 있다. 이와 달리 아포토시스는 세포가 축소되면서 시작되며, 이후 인접한 세포 사이에 틈새가 생기고 세포 내에서는 DNA가 규칙적으로 절단되어 단편화되는 방법으로 세포가 사망한다. 마지막에는 세포 전체도 단편화해 아포토시스 소체가 된 후 가까이 있는 세포에 먹혀 버림으로써 죽음에 이른다. 아포토시스는 발생 과정에서 몸의 형태 만들기를 담당하고, 성체에서는 정상적인 세포를 갱신하거나 이상이 생긴 세포를 제거하는 일을 담당한다. (두산백과)

이런 추정을 하는 이유는 수소 농도가 일정 수준 이상이 되면 효과에 큰 차이를 보이지 않기 때문이다. 만약 수소의 활성산소 제거 작용만으로 뇌경색이 개선된다면, 4%의 수소 가스를 마신 쥐의 개선 효과가 2%의 수소 가스를 마신 쥐의 개선 효과보다 두 배 정도 커야 한다. 하지만 이 두 경우의 개선 효과는 크게 차이가 나지 않았다. 따라서 수소의 활성산소 제거 작용만으로는 이와 같은 차이를 설명하기가 어렵다.

일정 수준의 수소 농도에서 더 이상 효과에 큰 차이가 나지 않는 이유를 설명하기 위해 수소 수용체(리셉터) 설이 대두되었다. 만약 수소 분자가 신호 전달 물질이라면 그것을 감지하는 수소 수용체가 있을 것이다. 수소 분자를 감지하는 수소 수용체의 수량이 정해져 있고, 수소 분자는 신호 전달 물질로서 그 일정량의 수소 수용체에 반응하게 되는 것이다. 그리고 반응한 신호는 연쇄적으로 증폭하면서 일종의 생체 반응을 일으키게 된다. 수소 농도가 달라도 효과에 차이가 없었던 이유는 이처럼 수소가 신호 전달 물질이고 수소 수용체의 양이 일정하기 때문이라는 가설로 설명될 수 있다. 가정이지만 이 경우에는 다음과 같은 모형이 성립될 수 있다.

기존의 신호 전달 분자인 산화질소, 일산화탄소, 황화수소는 체내에서 서로 작용하면서 생리 기능을 조정하는 것으로 알려져 있다. 수소도 제4의 신호 전달 분자로서 이러한 신호 전달 분자와 서로 작용하면서, 산화 스트레스와 관계없는 질병을 비롯해

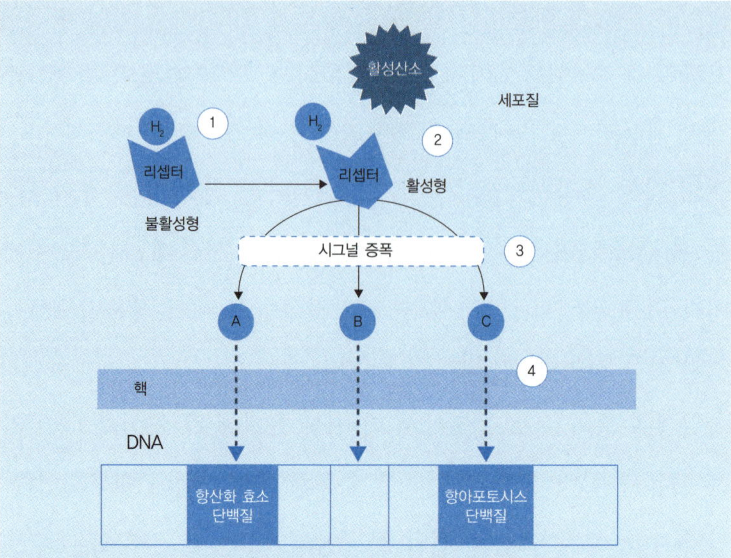


① 수소 분자와 리셉터가 결합해 수소 · 리셉터 복합체를 형성한다.
② 과잉된 활성산소의 자극으로 복합체가 분리되고 리셉터가 활성화한다.
③ 리셉터는 전달 연쇄 반응을 일으켜 시그널을 증폭한다.
④ A, B, C 등의 인자가 핵 내로 이동해 DNA의 유전자를 발현, 항산화 효소 단백질 등을 나타낸다.

광범위한 질병을 개선할 가능성이 있다고 오노 교수 연구 팀은 주장한다.

이러한 가설을 뒷받침하는 수소의 항염증 작용, 항알레르기 작용, 좋은 사이토카인* 촉진 작용, 나쁜 사이토카인 억제 작용, 유전자 발현 작용 등이 각종 논문을 통해 발표되고 있다. 그리

* 사이토카인(cytokine) : 신체의 방어 체계를 제어하고 자극하는 신호 물질로 사용되는 당단백질이며, 펩타이드 중 하나다. 면역, 감염병, 조혈, 조직 회복, 세포의 발전 및 성장에 중요한 기능을 하며, 항원에 대한 항체의 생성을 유도하고 외부의 침입이 있을 때 인체의 방어 체계를 제어하고 자극한다. (두산백과)

고 이 같은 수소의 여러 작용이 각종 질환 예방, 통증 완화, 대사 증후군·성인병·알츠하이머병·파킨슨병 등의 치료에 큰 효과를 발휘하는 것으로 밝혀지고 있다. 하지만 수소에 의한 직접 작용인지, 수소의 항산화 효과에 의한 이차적 작용인지, 수소의 또 다른 작용인지 아직 명확히 밝혀지지 않아 이에 대한 연구는 계속되고 있다.

## 수소의 또 다른 작용

고등 생물의 세포가 수소를 만들어 내는 일은 없으며, 호흡 시 발생하는 수소 가스는 모두 장내 세균에 의해 만들어진다. 수소 가스는 아주 오래전부터 인체에 존재하던 물질이라는 것이 세균 연구를 통해 밝혀졌다. 수소가 항산화·항염증 작용이 뛰어난 물질이라는 것은 이미 많은 논문을 통해 증명되었다. 흥미로운 사실은 장내 세균이 만들어 내는 수소 가스가 인체의 항산화·항염증 작용에 영향을 미친다는 것이다.[4]

미국 플로리다대학의 카지야 연구진은 장내 세균이 생산하는 수소 가스의 생리적 기능을 검증하기 위해 실험 쥐의 장내 세균을 죽여서 간 장애를 유발하고, 장내 세균을 보유한 대조군의 쥐와 비교했다. 장내 세균을 죽인 쥐는 간 장애가 잘 치유되지 않았으나 수소 가스를 생산하는 대장균을 보유한 대조군의 쥐는 간 장애가 쉽게 치유되었다. 이는 수소수 투여로 간 장애가 억제된 것과 같은 결과다. 이 연구 결과는 장내 세균이 수소를 발생시켜 산화 스트레스를 방어할 가능성을 보여 준다.[5]

2형 당뇨의 혈당을 낮추는 약인 'α-글리코시다아제 억제제'를 투여했을 때 장내 수소 발생이 현저하게 증가했다는 연구 결과도 있다. 이 연구는 장내에서 발생한 수소 가스가 허혈-재관류나 동맥경화의 진행을 경감해 고혈압이나 심장병의 발생을 억제한다는 사실도 밝혀냈다.[6]

호흡할 때 나오는 수소 가스의 농도는 그동안 이상 증식된 장내 세균을 알아보기 위한 시험법으로 이용되어 왔을 뿐이다. 하지만 누구도 수소 가스에 이와 같은 생리 기능이 있으리라고는 생각하지 못했다.

오타 교수는 자신의 저서 《수소수와 녹슬지 않는 신체》에서 "수소는 나쁜 활성산소의 제거만이 아니라 나쁜 활성산소가 생겨나기 어려운 체질로 바꾸는 작용도 한다"고 말했다. 이렇게 체질을 바꾼다는 것은 수소가 유전자의 스위치를 조절한다는 것을 의미한다. 수소수를 마시면 유전자의 스위치 조절 기능이 작동하고 그 기능이 하루 정도 지속되기 때문에 수소수를 항상 마시지 않아도 그 효과가 지속되는 것이다.

산화, 염증, 알레르기는 각각 별도로 작용하는 것이 아니라 모두 밀접하게 연결되어 있다. 따라서 항산화작용을 하는 수소는 몸에 염증이 발생했을 때 염증성 호르몬의 과도한 발생을 억제해 염증을 줄여 준다. 물론 이런 작용의 원인은 바로 나쁜 활성산소다.

수소수를 마시면 공복 호르몬인 그렐린*이 분비된다고 발표한 논문이 있다. 위장에서 분비되는 그렐린에는 성장호르몬의 분비를 촉진하는 작용이 있다는 사실이 최근 밝혀졌다. 성장호르몬은 대사나 세포와 조직의 성장에 매우 중요한 호르몬으로 최근에는 '안티에이징의 주역'으로 주목받고 있기도 하다. 안티에이징 요법에는 성장호르몬을 보충하거나 가압 트레이닝**으로 성장호르몬을 증강하는 방법이 있다.

한편 수소는 그렐린을 증강해 성장호르몬의 분비를 촉진한다. 수소 섭취로 성장호르몬을 촉진하는 과정은 다음과 같이 나타낼 수 있다.

> 수소 섭취 → 그렐린 상승 → GH(성장호르몬) 증가 → IGF - 1(성장호르몬 인자) 증가

성장호르몬은 신경세포의 보호 및 보수 작용이 강력한데, 이는 성장호르몬이 안티에이징 효과로 주목받는 이유이기도 하다.

---

* 그렐린(ghrelin) : 위에서 분비되는 호르몬으로 공복 호르몬(hunger hormone)이라고도 한다.

** 가압 트레이닝 : 팔 아랫부분이나 허벅지 윗부분의 혈관을 압박하고 근력 운동을 하는 것을 말한다. 전용 밴드나 공압식 전용 가압 벨트 등을 착용하는데, 이렇게 적절히 혈류를 차단하고 운동하면 단시간에 피로 물질인 젖산이 몸에 쌓이고 성장호르몬을 분비해 운동 효과를 높이는 것으로 알려져 있다. 가벼운 운동을 했음에도 차단된 혈류 탓에 근육이 위기 상황을 느끼고, 심하게 운동했을 때와 마찬가지로 성장호르몬을 분비하는 것이다.

그러나 성장호르몬은 가격이 비싸고 투여하는 것도 간단치가 않다. 가압 트레이닝을 통해 근육에서 성장호르몬 분비를 자극할 수도 있지만 노약자의 경우는 이런 트레이닝 자체가 쉽지 않다. 그래서 공복 자극이나 수소 섭취로 공복 호르몬 분비를 자극하는 방법이 주목을 받고 있는 것이다.[7]

수소 섭취로 인한 젊은 피부 유지, 빠른 근육 피로 회복 등의 효과는 수소의 항산화·항염증 작용에 의한 것만은 아닐 것이다. 최근 밝혀진 성장호르몬 분비 촉진 작용이 큰 역할을 하는 것으로 보인다.

노화와 질병의 주범이 활성산소라는 이론은 정설로 굳어지고 있다. 여러 활성산소 중에서도 하이드록실라디칼과 퍼옥시나이트라이트 등은 독성이 강하고, 수소가 이 독성 활성산소만을 선택적으로 제거한다는 것은 1부에서 이미 설명했다. 이처럼 노화와 질병에 큰 영향을 미치는 독성 활성산소를 없애는 수소는 안티에이징의 핵심이라 말할 수 있다.

인간의 수명은 120세라고 하는데, 살아가는 동안 질병으로 고생하지 않고 건강한 삶을 영위하기 위해서는 독성 활성산소의 제거가 반드시 필요하다. 그리고 수소수는 독성 활성산소를 없앨 수 있는 가장 간편하고 쉬운 방법으로, 이를 통해 수명이 연장될 수 있다는 사실이 다음과 같은 연구를 통해 밝혀졌다.

쥐에게 수소수를 먹이고 수명을 조사한 연구에서 전해 수소수를 먹인 쥐가 정수된 일반 물을 먹인 쥐보다 생존 기간이 100일

정도 길었으며, 암이나 노화 관련 질환의 발병도 적었다고 보고 되었다. 또한 전해 수소수가 선충線虫의 수명을 연장시킨다는 사실을 밝힌 연구도 있다. 선충은 몸길이가 몇 밀리미터밖에 안 되는 작은 벌레로, 수명이 20일 정도이고 사육하기 쉬워서 노화나 수명 연구에 흔히 이용된다. 이 연구에서는 수소수 배양지에서 배양한 선충이 불순물이 극도로 적은 초순수超純水 배양지에서 배양한 선충보다 수명이 11~41% 정도 길었다. 그리고 독한 제초제로 처리한 선충을 수소수 배양지에 두었을 때 제초제로 인해 과잉 발생된 활성산소가 감소해 수명이 연장되었다.[8]

질병 개선이 수명을 연장시키는 것은 어쩌면 아주 당연한 얘기지만, 수소가 염증과 산화를 막는 작용은 물론 성장호르몬을 자극해 노화를 방지하고 수명 연장 효과까지 있다는 것은 매우 놀라운 사실이다. 앞으로 수소는 활성산소 제거 외에도 다른 작용을 통한 질병 예방, 노화 방지 등으로도 크게 주목받을 것으로 보인다.

# 03 면역력을 강화하는 수소

## 약이 아니라 면역력이 치료한다

약이 질병을 고치는 것일까? 현대 의학에서 대개 약은 질병에 의해 생긴 증상을 완화하는 역할을 할 뿐이다. 병을 고치는 것은 약이 아니라 우리 몸의 자연 치유력, 즉 면역력이다.

면역력은 우리 몸 안팎에서 다양한 적과 싸우는 힘을 말한다. 우리 몸 밖의 병원균과 바이러스, 오염 물질 등이 끊임없이 침입하는데, 이를 민첩하게 파악해 공격하고 처리하는 것이 면역 시스템이다. 게다가 체내에서도 여러 유독 물질이 생성되는데, 이를 재빨리 감지해 공격하고 원래의 상태로 되돌리는 것 또한 면역 시스템의 임무다. 이처럼 면역력은 질병을 치료하고 예방하는 생명력이라고 할 수 있다. 따라서 암 등의 질병을 예방하고 치료하는 첩경은 면역력을 높이는 것이다.

일본 면역학의 대부, 아보 교수는 "면역력을 높이는 최고의 지름길은 약에서 벗어나는 것이다"라고 말한다. 그는 또 "대부분의 약은 질병을 근본적으로 치료하지 못한다. 오히려 병을 스스로 치유하는 능력, 즉 면역력을 저하시켜 병을 장기화하거나 새로운 질병에 걸리게 한다"라면서, 약을 오랫동안 사용하면 사람이 본래 가지고 있는 자연 치유력이 정지되기 때문에 위험하다고 주장한다.[9]

발열, 발진, 통증, 설사 등은 외부에서 침입한 바이러스, 세균, 독소 등과 싸우면서 일어나는 증상이다. 기침, 가래, 콧물, 가려움 등도 자연 치유력의 중요한 반응이라 할 수 있다. 이런 증상과 반응은 혈류가 증가하고 림프구(백혈구의 일종)가 활성화해 조직의 회복이 진행되면서 나타나는 것이다.

> 소염진통제나 스테로이드제 모두 몸을 차갑게 만들어 염증을 제거한다. 이렇게 약품으로 이뤄진 '소염'은 치유로 얻어진 '소염'과 다른 종류라는 사실을 알아야 한다. 우리 몸은 너무 무리하거나 약을 과다 복용하면 혈액의 흐름이 나빠져서 저체온에 빠지고 그럼으로써 질병에 걸린다. 몸을 차게 하는 약이 질병을 악화시키는 이유가 바로 여기에 있는 것이다.
>
> –아보 도오루, 《약을 끊어야 병이 낫는다》

염증이라고 불리는 여러 가지 작용은 실제로 우리 몸을 치유하기 위해 작동하는 것이다. 그러므로 이를 고치려는 약의 작용은 자연 치유를 막는 것이라고 볼 수 있다.

## 면역력을 높여 주는 수소

인체를 방어하는 면역력이 강해진다면 질병을 이기고 건강을 유지하기가 수월할 것이다. 그런데 면역력을 높이는 수소수의 작용을 통해 갖가지 질병을 예방하고 치료할 수 있다.

수소는 인체의 에너지 부족을 해소해 면역력을 높인다. 여기서 에너지는 생명을 유지하고 대사를 하는 데 필요한 모든 인체 에너지를 말한다. 우리 몸에 공급된 영양소는 혈액을 통해 세포에 전달되고, 세포에서 대사 작용 및 신체 활동을 할 수 있도록 에너지로 바꾼다. 그러나 여러 가지 원인에 의해 세포의 에너지 생산량이 줄어들면 이로 인해 대사 및 활동에 필요한 체내 에너지가 부족해지면서 활력과 면역력이 떨어지는 결과가 초래된다. 그러므로 우리가 아무리 많은 영양소를 섭취해도 세포의 에너지 생산력이 떨어지면 인체의 에너지가 부족하게 되는 것이다.

세포의 기능이 약화되어 에너지가 부족하면 여러 가지 문제를 야기한다. 영양 섭취를 제대로 하는데도 에너지가 부족하면 몸이 피곤해지고 면역력이 떨어져서 질병에 쉽게 노출된다. 세포의 에너지 흡수율이 떨어지면서 남은 영양소가 간이나 지방에 쌓여 지방간, 비만 등으로 이어지기도 하고, 콜레스테롤과 포도당이 많은 혈액은 고지혈증, 당뇨, 고혈압 등의 성인병을 유발하는 원인이 된다. 만성피로도 세포에 에너지가 부족해서 생기는 질환이다.

이처럼 세포에 에너지가 부족해지는 데는 몇 가지 이유가 있는데, 그중에서 가장 큰 이유는 노화로 인해 세포 수가 줄어드는 것이고 그다음 이유는 활성산소의 세포 공격이다. 활성산소의 지속적인 공격을 받은 세포는 심각한 상해를 입어 사멸하기도 하며, 이로 인해 기능이 저하되면 에너지의 생산도 줄어들게 된다. 나이가 들어 세포 수가 줄어드는 것은 어쩔 수 없는 일이지만 활성산소로 인한 세포의 기능 저하는 막을 수 있다.

세포는 우리 몸의 가장 작은 조직 단위다. 인체를 이루는 조직과 기관이 건강하기 위해서는 세포의 건강이 필수다. 세포가 건강해야 에너지 생산이 활발해지고 동시에 조직과 기관도 건강해지기 때문이다. 면역력 저하는 활성산소로 인해 세포의 에너지 생산력이 떨어지는 데서 비롯된다고 볼 수 있으므로, 이 활성산소를 제거한다면 질병 개선의 열쇠인 면역력도 증진될 것이다.

면역을 담당하는 것 중 적과 직접 싸우는 행동 대장은 바로 백혈구다. 백혈구의 수가 줄어드는 것은 면역력 저하를 의미하는데 백혈구 자체의 힘이 떨어지는 것도 이와 마찬가지다. 강한 말벌 한 마리가 수백 마리의 꿀벌과 대적하듯 백혈구도 힘이 강하면 많은 적을 상대할 수 있다.

면역 세포의 힘이 약한 것도 에너지 부족에서 비롯된다. ATP라는 세포 에너지는 세포의 엔진인 미토콘드리아에 의해 생산된다. 체내에 흡수된 음식물은 세포에 흡수되어 미토콘드리아에서 ATP로 변환되고 나서야 비로소 사용이 가능해진다. 그래서 ATP는 '모든 생물의 에너지원'이라고도 불리며 활동의 원동력이 된다.

미토콘드리아의 활동력이 떨어지면 세포의 ATP 생산력도 떨어진다. 마찬가지로 면역 세포도 ATP 생산력이 떨어지면 당연히 에너지가 부족해져서 면역력 저하로 연결된다. 미토콘드리아에서 에너지의 생산이 줄어드는 것은 에너지 생산 과정에서 발생하는 스트레스 등의 외부적인 요인 때문이다.

> 호흡, 음식물 중독, 휴식 부족, 전자파 등이 직간접적으로 미토콘드리아의 활동을 약화하고 활력을 빼앗는다. 세균이나 바이러스 등 몸속에 들어온 이물질을 소화시켜 버리는 백혈구의 미토콘드리아가 활력을 잃으면 면역 질환의 원인이 된다.
>
> –니시하라 가츠나리(일본 면역병치료연구회 회장)

일본에서 '미토콘드리아 박사'로 불리는 니시하라 가츠나리 박사는 세포의 면역력이 저하되는 원인이 미토콘드리아의 고장이라고 분명히 밝혔다. 미토콘드리아의 고장은 독성 활성산소를 과도하게 발생시키는 원인이 되기도 한다.

> 미토콘드리아는 사는 데 필요한 에너지를 만들지만 그 상태가 나쁘면 활성산소를 만들어 내고, 좋으면 활성산소의 해를 줄이고 억제해 준다. 미토콘드리아가 에너지를 만드는 공장이라면 활성산소는 에너지를 만들 때 나오는 유해한 폐수나 매연 같은 것이다.
>
> -오타 시게오(일본의과대학 교수)

혈액을 통해 미토콘드리아로 들어온 포도당은 구연산 회로라는 과정을 통해 탈수소 반응을 거치는데, 이때 수소 전자를 빼내어 미토콘드리아에 준다. 그리고 미토콘드리아에서는 이 전자를 이용해 ATP 에너지를 만들어 인체에 공급한다. 즉, 미토콘드리아는 수소를 받아 에너지를 생산하며, 이렇게 생산된 에너지를 통해 약해진 미토콘드리아가 기능을 회복하게 된다. 미토콘드리아가 기능을 회복하면 면역 세포인 림프구의 힘도 증가해 암세포를 더 많이 잡을 수 있다. 이와 같은 과정을 간략히 정리하면, 수소는 미토콘드리아에 전자를 풍부하게 공급해 세포의 활력을 증강하고 결과적으로 면역력을 회복시킨다.

수소수를 통해 공급된 수소는 상해를 입은 세포막을 보수해 세포의 산화와 기능 부전을 막을 수 있다. 이런 측면에서 전문가들은 수소수가 세포의 상해와 기능을 회복하는 데 중요한 역할을 할 것이라고 추측한다.

> 마이너스 수소 이온은 에너지 생산 장해에 효과가 있다. 이것은 어디까지나 추정이지만 전자를 공급해 활성산소를 제거하는 한편, 수소 이온은 미토콘드리아 내에서 DNA와 공동으로 ATP라는 생체 내의 고에너지 물질(에너지 그 자체)을 생산하며 ATP 생산을 높여 대사 장애, 피로, 운동 능력 개선을 도모한다. 이 작용은 다른 항산화 물질에는 없는 수소 이온의 특이적 작용이다.
>
> –나이토 마레오, 《수소 임상 보고》

마이너스 수소 이온은 미국의 천재 과학자 패트릭 플래너건 박사가 파키스탄의 장수 마을에 있는 '훈자의 물'을 연구하다 발견했다. 일본에서는 오이카와 박사가 주로 마이너스 수소 이온의 존재와 기능에 대해 주장하고 있다.

마이너스 수소 이온은 하이드라 이온이라고도 하며 일반적인 환경에서는 존재하지 않는다. 대개 수소 이온은 전자가 없는 산성화된 이온을 말한다. 하지만 마이너스 수소 이온은 전자가 하나 더 있어서 환원력이 두 배이고 이온화된 상태라 활성이 매우 크다. 이는 산호칼슘에 수소를 흡장한 수소 발생 식품(수소칼슘)에 의해 발생할 수 있다고 오이카와 박사는 주장한다. 그는 자신의 저서를 통해 마이너스 수소 이온의 존재와 생성을 증명하기도 했다. 하지만 이는 아직도 상당한 논란의 대상이며, 일본 수소수계의 명사 오타 시게오 박사는 이를 전혀 인정하지 않는다.

그럼에도 불구하고 마이너스 수소 이온의 이론으로 만들어진 수소칼슘을 섭취한 후 질병이 개선된 사례는 매우 많다. 이에 대한 연구 논문과 임상 데이터는 수소 발생 식품의 효과를 증명해준다. 앞에서 언급한 '수소와 의료연구회'도 수소수가 아니라 건강식품인 수소칼슘으로 임상 시험을 하고 있는 일본의 의료인 모임이다. 우리나라에는 수소수보다 수소 발생 식품이 먼저 알려졌으며, 이를 통해 질병이 개선된 사례가 더 많다. 따라서 어느 한쪽의 주장만이 옳다고 보기는 어렵다. 하지만 수소로 불치병을 치유하는 기적과 같은 일이 일어나는 것만은 틀림없다.

## 장을 건강하게 하는 것이 면역력의 핵심이다

우리 몸의 면역력을 담당하는 것 중에서 백혈구가 세균, 바이러스 등을 잡는 행동 대장이라면 이를 운영하는 것은 림프계 등의 면역 기관이다. 면역계라고도 하는 이 기관은 흉선, 지라, 골수, 림프샘으로 온몸 곳곳에 분포되어 있다. 예를 들어 감기에 걸렸을 때 호흡기로 유입된 바이러스나 세균과 싸우기 위해 백혈구가 증가하면 림프샘인 편도선이 붓는다.

림프샘은 전신에 광범위하게 분포된 면역 기관으로 임파선, 임파절이라고도 한다. 내부에는 림프구와 백혈구가 있어 면역

작용의 핵심적인 역할을 한다. 림프샘은 겨드랑이와 유방, 목 뒤를 지나가고 피곤하면 여기에 멍울이 생기기도 하는데, 이때는 면역력이 떨어졌다고 볼 수 있다.

우리 몸에서 림프샘 조직이 가장 많은 곳은 바로 장이며, 그중에서도 소장은 면역 기관의 60~80% 이상을 차지할 정도로 많은 림프샘을 가지고 있다. 따라서 소장은 인체의 면역 기관 중 가장 큰 비중을 차지한다고 할 수 있는데, 이는 음식물과 함께 들어온 바이러스나 세균 등이 체내로 유입되기 전에 효과적으로 막기 위함이다.

보통 사람들은 장이 음식물을 소화시키는 역할을 한다는 정도만 알고 있지만 실제로 장은 인체 면역력의 중심에 있다. 장이 튼튼하다는 것은 소화력이 좋다는 것만을 말하는 게 아니라 병에 대한 저항력도 좋다는 것을 의미한다. 그러므로 장의 기능이 떨어지면 당연히 면역력도 떨어지게 되는 것이다.

활성산소가 발생하는 원인은 흡연, 음주, 스트레스, 장내 이상 발효, 자외선, 식품 첨가물, 심한 운동 등인데, 일본의 의학박사 하야시 히데미쯔는 위·장내 이상 발효가 활성산소를 발생시키는 가장 큰 원인이라고 말한다.

위·장내 이상 발효는 간단히 말하자면 위·장내 부패, 즉 경구 섭취된 음식물이 위나 장내에서 부패하면서 악취를 내는 상태 또는 위·장내에 수일 혹은 1~2주간 정류한 상태(변비, 숙변)를 의미한다.

–하야시 히데미쯔, 《물의 혁명 수소 풍부수》

장내 이상 발효는 활성산소를 만들어 낼 뿐만 아니라 심각한 질환을 유발하는 맹독성 독소를 만들어 내기 때문에 위험하다. 장내 이상 발효로 인해 발생하는 유화수소와 암모니아는 간염이나 폐경변을 일으키고, 히스타민을 과잉 생산시켜 알레르기 질환을 유발하며, 인돌 · 페놀 · 스카톨 · 니트로소아민 등은 암이나 백혈병의 원인이 된다.

당신이 자궁암에 걸린 것도, 난소암으로 고통 받는 것도, 폐암이나 당뇨병, 고혈압, 통풍(요산성 관절염), 류머티즘, 위 · 십이지장 궤양, 아토피성 피부염, 천식, 협심증, 심근경색 등에 걸린 것도, 이 밖에 모든 병에 걸린 것도 그 최대의 원인은 당신이 장기간에 걸쳐 '변비' 또는 '악취가 나는 변'을 방치했기 때문이다.

–하야시 히데미쯔, 《물의 혁명 수소 풍부수》

### 변비와 대변의 악취가 사라진다

장내 이상 발효에 의해 악취가 나는 대변이나 변비 등이 발생한다는 것은 곧 장에서 독소를 재흡수한다는 것을 의미한다. 미국

최고의 디톡스 전문가이자 심장 전문의인 알레한드로 융거 박사는 세계적인 베스트셀러가 된 《클린》에서 다음과 같이 썼다.

> 변이 대장 안에 너무 오래 머무르면 그 독소가 다시 몸에 흡수될 수도 있다. 이때 변비와 함께 두통이나 다른 통증이 생기기도 한다. … 이 독소들은 내 몸의 정상적인 세포 기능을 막고 자극과 염증을 일으켰다. 세포와 조직이 손상되면서 많은 계통이 제 기능을 수행하지 못하기 시작했다. 자연 치유 능력도 크게 약화되었다. 세포가 화학작용을 하는 데 필요한 물질, 즉 음식물의 영양소가 충분하지 않았기 때문이다.
>
> –알레한드로 융거, 《클린》

한편 수소수는 다음과 같이 장내 이상 발효를 막아 인체에 악영향을 끼치는 활성산소와 독소의 발생을 줄여 준다.

첫째, 독성 물질을 중화해 장내 이상 발효를 막는다. 수소수는 음식물에 첨가된 나쁜 성분을 중화하는 역할을 한다. 예를 들어 수소수에 쌀이나 채소를 담가 두면 농약 성분이 희석 및 중화된다. 또한 독성 첨가물은 대개 산성화되어 있거나 산화시키는 특징이 있는데, 수소는 이런 물질을 환원시켜 독성을 중화하므로 장내 미생물을 위협하는 독성 물질을 상당 부분 중화할 수 있다.

위궤양이나 위암의 원인으로 알려져 있는 헬리코박터파일로리

균은 위장 안에서 장기간 염증을 일으킨다. 그러나 환원적 분위기의 물속에서는 형태가 변해 버려 독소를 만들 수 없게 된다. O-157 같은 병원성 대장균도 환원적 분위기의 물속에서는 독소를 만들 수 없을지도 모른다.

–시라하타 사네타카 · 가와무라 무네노리, 《힐링워터》

둘째, 수소수는 과잉 발생하는 활성산소를 제거해 장내 미생물이 이상 발효를 일으키지 않도록 한다. 장내 이상 발효로 발생한 독소를 막기 위해 인체는 방어기제로서 활성산소를 발생시키는데, 이는 오히려 장내 미생물을 죽임으로써 소화, 흡수를 방해해 대사 작용에도 나쁜 영향을 미치게 된다. 그런데 수소수를 섭취하면 장내 이상 발효로 발생한 활성산소를 상당 부분 제거해 장내 유익한 미생물의 사멸을 막는다. 수소는 환원 작용으로 장내 미생물의 산화를 막고 활발하게 움직일 수 있도록 돕는 역할을 하는 것이다.

환원수를 마시면 장내 세균총이 변화해 비피더스균처럼 좋은 균이 증식하고 클로스트리듐균 같은 부패균은 사멸된다는 사실이 실험을 통해서 밝혀졌다.

–시라하타 사네타카 · 가와무라 무네노리, 《힐링워터》

인간의 소화관 내에 살고 있는 세균은 약 300종류, 그 수는 약

100조 개이며 총중량은 1kg 정도 된다. 이러한 장내 세균의 존재는 매우 중요하다.

장내 세균의 생태계를 '장내 플로라'라고 부른다. 장내 세균은 인체의 각종 장기가 하는 일에 필적할 만큼의 규모로 활동하며 인간의 생명 활동에 지대한 영향을 미친다. 장내 플로라 자체가 거대한 장기와 같은 일을 하므로 장내 플로라를 '또 하나의 장기'라고 일컫기도 한다. 하야시 히데미쯔 박사는 모든 병의 최대 원흉이 악취 나는 대변이라고 주장하는데, 이러한 대변의 발생 이유에 대해 장내 플로라가 각종 화학약품, 식품 첨가물 등의 합성 화합물에 의해 혼란을 일으키기 때문이라고 말한다. 이를 장내 이상 발효라고 한다. 암, 당뇨, 아토피, 간 질환 등을 겪는 사람들은 대부분 악취 나는 대변을 본다.

장은 활성산소가 가장 많이 발생하는 장소이기도 하다. 인체에서 발생하는 활성산소의 약 90%는 장내 이상 발효와 악취 나는 대변 때문이다. 따라서 장내 이상 발효를 멈출 수만 있다면 활성산소의 발생도 현저히 줄어들어 건강을 도모할 수 있다.

수소수를 매일 지속적으로 마시면 장내 이상 발효를 억제해 활성산소는 물론이고 각종 질병의 원인이 되는 유화수소, 암모니아, 히스타민, 인돌, 페놀, 스카톨, 니트로소아민 등 독소의 발생을 줄일 수 있다. 또한 건강을 해치는 악취 나는 대변에서 벗어날 수 있으며, 그로 인해 발생하는 각종 암, 심혈관 질환, 아토피 등 난치성 질병도 개선할 수 있다.

수소 풍부수를 음용하기 시작한 후 1, 2주 정도 지나면 수돗물(수소 결핍수)을 사용했을 때에 비해 배설되는 대변이 일변했다는 것을 알게 된다.

-하야시 히데미쯔, 《물의 혁명 수소 풍부수》

수소는 장내 세균이 에너지를 얻기 위해 음식을 분해하는 과정 동안 체내에서 지속적으로 만들어지며, 그 양이 일정하지는 않지만 150mL~12L 정도라고 한다.

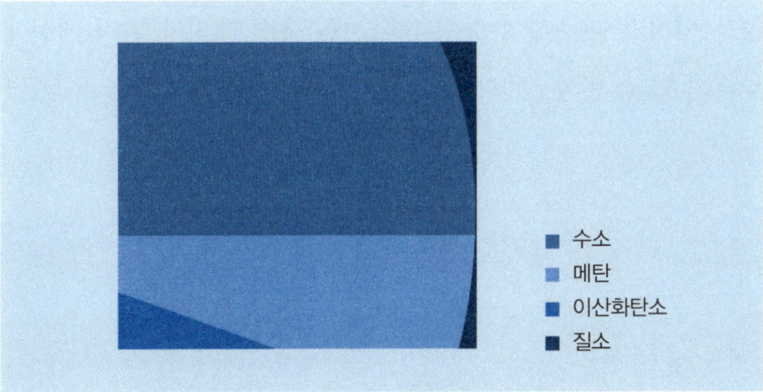


방귀에 포함된 가스(건강한 성인 10명 평균 705mL/24시간)

미국 플로리다대학의 카지야 연구진은 약제성 간염을 유도한 쥐를 대상으로 한 실험에서 수소를 발생시키는 장내 세균을 항균 약으로 제거했을 때 약제성 간염이 증가했다고 보고했다.[10] 이 결과는 생체 내에서 생리적으로 만들어지는 수소가 생리 기능 유지에 중요한 역할을 한다는 것을 보여 준다.

한편 흥미로운 사실은 장내에서 발생하는 가스가 장관 운동과 깊은 관련이 있다는 것이다. 과민성 대장 증상의 경우, 메탄가스를 많이 발생시키는 장내 세균을 보유한 사람은 수소를 발생시키는 장내 세균을 많이 보유한 사람보다 장관 운동 능력이 현저히 낮아서 소장 통과 시간이 길고 변비에 걸리기도 쉽다고 한다. 또한 수소 발생 장내 세균이 이상 증식하는 설사형의 민감성 장 증후군 환자에게 항균 약을 투여해 수소 발생을 억제하면 장의 이상 수축이 예방되어 설사 증상이 낫는다는 보고도 있다. 이처럼 장내 세균이 생산하는 가스와 수소는 장의 생리 기능에 큰 영향을 미치기 때문에 수소수를 마시면 숙변 제거와 변비 개선에 도움이 될 수 있다.

# 04 수소의 네 가지 핵심 능력

상담을 하면서 사람들에게 가장 많이 들었던 질문 중 하나는 "수소는 만병통치약인가요?"다. 인터넷에 떠도는 많은 자료에서 수소가 다양한 질환에 효과를 나타낸다고 말하니 이런 의문이 생길 수밖에 없는 것이다. 그런데 이 질문에 대해 "그렇다" 혹은 "아니다"라고 딱 잘라 대답하기가 어렵다. 수많은 질병 개선 사례와 연구 결과는 수소가 대부분의 질병에 효과가 있음을 나타내지만, 그렇다고 해서 모든 병에 적용된다고 볼 수는 없다. 다만 수소는 많은 질병에 유효하며 쉽게 섭취할 수 있으므로 질병을 예방하는 데 도움이 된다고 할 수 있다.

모든 질병 개선의 이유를 조목조목 논리적으로 설명하기에는 질병의 종류가 너무 많고 그 기전을 세세하게 알아내기도 어렵다. 게다가 원인조차 파악하지 못한 질병도 많다. 다만 대부분의 질병 발생 원인이 대동소이하다고 보며 그 중심에는 활성산소가 있다. 하지만 활성산소 제거만으로 모든 일이 해결되는 것은 아니다. 활성산소로 인해 발생되는 부차적인 것, 즉 염증, 알레르기, 혈액순환 장애 등의 다양한 문제도 해결해야 질병을 잡을 수 있다.

수소는 질병의 원인이 되는 활성산소를 제거할 뿐만 아니라 부차적으로 생기는 여러 문제를 해결하는 능력을 갖고 있다. 그 능력은 바로 항산화작용, 항염증 작용, 항알레르기 작용 및 이로 인한 혈액순환 효과이며, 이런 작용은 대부분의 급성 · 만성질환에 탁월한 효과를 나타낸다. 따라서 대부분의 수소 연구자들도 이런 핵심 능력을 주요 연구 주제로 삼고 있다. 또한 수소의 에너지 대사 촉진 작용에 대해서도 연구가 진행 중이며, 최근에는 수소가 유전자의 작용을 활발하게 하거나 조절 작용을 한다는 연구 결과도 나오고 있다.

## 항산화작용

항산화작용은 수소의 가장 본질적인 능력이자 핵심적인 작용으로, 항염증 및 항알레르기 작용은 항산화작용에서 분화된 것이라고 볼 수 있다. 염증이나 알레르기도 실상은 활성산소에 의한 산화 스트레스가 원인이기 때문이다. 활성산소 중에서 특히 독성이 강한 하이드록실라디칼과 퍼옥시나이트라이트의 폐해가 가장 심각해 암 또한 이에 의한 산화 스트레스로 발생한다는 것은 주지의 사실이다. 수소에는 항암 작용도 있는데 이에 대해서는 3부에서 자세히 다룰 것이다.

대부분의 질병은 활성산소 때문에 발생하는데, 장기나 조직의 기능 부전도 활성산소에 의한 세포의 상해로부터 시작되는 것이다. 혈액순환 장애도 적혈구가 활성산소로부터 전자를 빼앗김으로써 발생하는 것이니 병의 시작이 활성산소에서 비롯된다고 해도 과언이 아니다. 때문에 독성 활성산소를 없애는 것이야말로 병 없이 건강하게 살아가는 데 가장 중요한 일이라고 할 수 있다.

수소는 독성 활성산소인 하이드록실라디칼과 퍼옥시나이트라이트를 제거한다. 더구나 인체에 필요한 활성산소는 건드리지 않고 백해무익한 이 두 가지 활성산소만을 제거하는데, 이는 수소의 독특한 '선택적 항산화력'에 의한 것이다.

흥미로운 점은 수소의 항산화·항염증 작용이 일반적인 항산화력 때문이라기보다는 독성 활성산소만을 제거하는 선택적 항산화력이 작용 기전의 핵심이라는 것이다. 앞으로 수소의 대사 촉진 작용, 유전자 발현 작용 등에 대해서도 선택적 항산화력을 중심으로 연구가 진행될 것으로 보인다.

수소는 항염증 작용뿐만 아니라 염증 반응의 일부분인 통증의 완화 작용도 뛰어나다. 앞서 말했듯이 항염증 작용은 항산화에서 분화된 것이다. 대부분의 염증은 산화작용에서 비롯되기 때문이다.

2010년, 국내 연구 팀이 신경병성 통증 발생의 원인이 세포 내 활성산소라는 것을 규명했다. 말초신경이 손상된 쥐의 척수에 존재하는 면역 세포의 한 분자가 세포 내 활성산소를 급격히 증가시켜 신경병성 통증을 유발한다는 것을 알아낸 것이다. 신경세포의 손상 또는 신경계의 이상으로 발생하는 신경병성 통증은 대상포진, 척추·목 디스크 등에 의해 큰 통증을 유발하는 것을 말하며, 정확한 발병 원인이 드러나지 않고 있었다. 그런데 이 연구 결과로 활성산소가 원인이라는 사실이 밝혀지게 되었다. 염증 반응인 통증은 활성산소에 의해 발생하며, 수소는 통증의 원인인 활성산소를 제거함으로써 염증을 완화해 준다.[11]

사람들은 몸에서 염증이 일어나면 무조건 안 좋다고 생각하지만 사실은 그렇지 않다. 염증은 일종의 방어 기능으로서 우리 몸을 지키는 파수꾼이기 때문이다. 하지만 염증 발생의 원인을 치료하지 않고 장기간 방치하면 여러 질환으로 발전하게 된다. 최근 연구에 의하면 대사 증후군, 암, 자가면역 질환 등 다양한 질환에서 공통적으로 만성 염증이 나타났다. 예를 들면 비만인 지방세포에서 분비되는 생리 활성 물질이 혈관이나 장기에 다양한 염증을 일으키고, 이 염증이 대사 증후군의 증세를 발전시킨다는 연구 결과가 있다. 단순한 염증이 암으로 발전될 수 있다는 사실도 밝혀졌다. 따라서 염증 치료는 단순히 증상을 완화하는 문제가 아니라 여러 질환을 근본적으로 치료하는 데 중요한 열쇠가 되는 것이다.

염증 및 알레르기 질환에 수소가 효과를 보인다는 논문도 다수 발표되고 있다. 그중 알레르기, 염증성 질환으로 대표적인 천식에 대한 연구에서 수소 투여가 염증성 물질 및 염증 신호 전달을 감소시켜 염증을 줄이는 효과를 나타냈다.[12] 또한 관절염, 혈관 염증, 신경 염증 등에 대한 연구에서도 이와 같은 결과가 나타났는데, 이러한 결과는 모두 수소의 탁월한 항염증 작용을 반증하는 것이다.

## 항알레르기 작용

알레르기는 외부에서 들어온 항원에 대해 과민하게 반응하는 현상이다. 알레르기 비염의 경우, 오래 앓은 환자의 70% 이상이 축농증과 두통을 호소한다. 수소는 항알레르기 작용이 있어 이러한 질환의 개선에 도움이 된다.

〈분자수소가 정보 전달계를 통해 알레르기를 억제한다〉는 논문에서는 분자수소를 포함한 수소수 섭취로 실험 쥐의 급성 알레르기 반응을 억제했다고 밝혔다. 수소가 관련 반응의 정보 전달을 억제해 결과적으로 알레르기 반응을 일으키는 과도한 과산화수소의 생성을 감소시킨 것이다. 이 실험을 통해 수소가 산화질소와 같이 신호 전달 물질로서 정보 전달계에 작용한다는 새로운 사실도 밝혀지게 되었다.

이 논문은 또한 수소가 아토피 피부염, 두드러기, 기관지 천식, 알레르기성 비염 등의 즉시형 알레르기 질환을 개선하는 메커니즘에 대해 설명했다. 여기서 수소의 작용은 항히스타민제나 스테로이드처럼 면역·염증 반응을 차단 및 억제하는 것이 아니라, 과잉된 면역·염증 반응만을 억제해 증상을 경감하는 것이라고 한다.[13] 즉, 수소의 항염증 및 항알레르기 작용은 염증과 알레르기 자체를 직접 억제하는 것이 아니라 활성산소의 발생을 조절함으로써 증상을 경감하는 것으로 보인다는 말이다. 다시 말해 알레르기 및 면역 질환의 경우 면역 자체가 문제라기보다 면역 조절(약체화와 과잉 발현)이 문제인데, 여기서 수소는 면역 강화제나 면역 억제제가 아니라 면역 조절제의 역할을 하는 것이다.

수소는 조절 작용이 우수한 물질이다. 선택적 항산화작용으로써 생리 활성에 필요한 활성산소는 제거하지 않는 특징이 바로 조절 작용의 키포인트라 할 수 있다.[14] 알레르기 질환은 대개 면역 기능의 과잉 발현으로 보는 경향이 많은데, 수소가 천연 면역 조절제로서 기능할 수 있음을 보여 준다.

## 혈관을 깨끗하게, 혈액을 맑게

혈액순환이 잘되어야 건강하다는 것은 누구나 잘 알고 있다. 그런데 혈액순환이 잘되려면 혈관이 깨끗하고 혈액은 끈적거리지 않고 맑아야 한다. 하지만 나이가 들면서 온몸의 크고 작은 혈관벽이 혈류와 혈압의 과도한 스트레스를 받으면 혈관이 노화된다. 혈관 내벽에 상처가 나면 상처 난 부위에 활성산소가 작동해 콜레스테롤이나 단백질 성분 등의 침전물이 혈관 내벽에 부착되기 때문이다. 그러므로 침전물이 부착되기 전에 활성산소의 활동을 중화해 혈관 내벽을 보호한다면 건강한 혈관 상태를 유지할 수 있다.

환원력을 통해 수소는 산화작용으로 진행되는 동맥경화를 막을 수 있다. 수소와 관련한 다양한 논문은 수소가 동맥 내의 지질, 단백질 침전물 형성을 방지하고 혈행을 개선하며, 학습 능률을 향상하고 당뇨 증세를 경감하며 신경세포 문제로 인한 인지증을 예방한다는 결과를 보고하고 있다.

수소는 활성산소로 인해 산화된 적혈구를 환원시켜 혈액을 맑게 하는 작용도 한다. 활성산소에 의해 산화된 적혈구는 전하를 띠는데, 이 때문에 적혈구가 엽전 꾸러미처럼 뭉쳐서 혈액이 끈끈해지고 원활하게 흐르지 못한다. 이때 수소는 산화된 적혈구에 전자를 주어 환원시키고 극성(자성)을 잃은 적혈구는 서로 떨어지게 된다. 이렇게 분리된 적혈구는 직경 5μ(미크론 : 100만 분

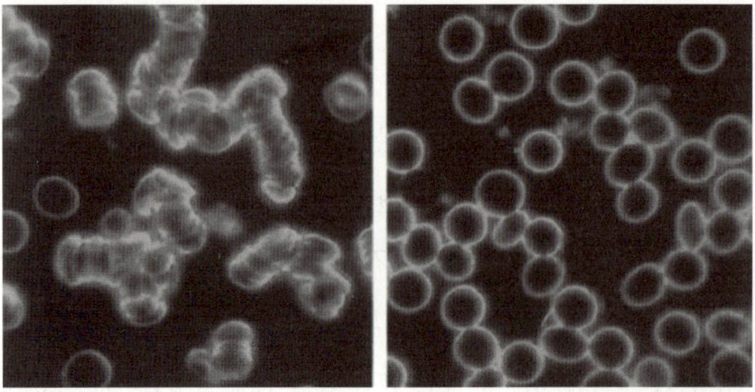

산화된 적혈구가 서로 엉켜 있는 상태　　　　정상적인 적혈구

의 1미터) 이하의 모세혈관도 통과할 수 있다. 맑아진 혈액은 산소와 영양소를 세포까지 잘 전달할 수 있으며, 노폐물과 피로 물질이 외부로 잘 배출되게 한다.

### 쉬어 가는 이야기

## 동양철학에 숨어 있던 수소의 정체

필자는 십 수년 전에 일명 사주학이라 불리는 명리학의 재미에 푹 빠졌다. 많은 사람은 사주팔자를 일종의 통계학이나 미신으로 알고 있고 나 또한 그렇게 생각했는데, 직접 배우고 나서는 그렇지 않다는 것을 알게 되었다. 명리학은 통계가 아닌 격물(格物, 물질을 궁구해 사물의 이치에 다다르는 것)에 의해 그 이치를 깨닫는 학문이며, 그 속에는 음양오행(陰陽五行)의 오묘한 이치가 살아 숨 쉬고 있다.

명리학에서 가장 기본이 되는 것은 오행인 목(木), 화(火), 토(土), 금(金), 수(水)를 음양으로 나눈 십간(十干)과 십이지(十二支)로, 이것의 순환과 생극의 원리를 통해 사람의 팔자를 감정하는 것이다. 다시 말해 태어난 연월일시를 육십갑자로 환산해 태어난 날의 음양오행과 그 움직임을 통해 운명을 보는 것이 사주팔자다. 그런데 몇 년 전 필자는 이 음양오행에 수소가 숨어 있다는 것을 우연히 발견하게 되었다.

이를 살펴보기 전에 명리학과 음양오행의 기본인 십간에 대해 잠깐 짚고 넘어가야 한다. 오행을 음과 양으로 나누면 10개가 되는데 이것이 바로 십간이다. 십간은 갑, 을, 병, 정, 무, 기, 경, 신, 임, 계를 말하며, 갑과 을은 목(木)에 해당해 갑은 양목, 을은 음목이라 한다. 이런 식으로 병과 정은 화(火), 무와 기는 토(土), 경과 신은 금(金), 임과 계는 수(水)에 해당한다.

그렇다면 수소는 오행 중 어떤 성질일까? 수소는 태양의 주요 구성 요소이며 강력한 폭발력을 갖고 있으므로 화(火)의 성질이라고 볼 수 있다. 십간 중 태양을 의미하는 병화(丙火)는 수소의 성질과 가장 닮았다. 좀 더 정확한 설명을 위해 십간의 합충(合沖)에 대해 알아보자.

십간은 그 기운이 서로 합쳐지기도 하고 충돌하기도 한다. 물질에서 새로운 것이 발생하듯 이러한 변화를 통해 역학에서도 새로운 화합물이 생긴다. 십간에서는 서로 음양으로 상극인 것이 합쳐져서 다음과 같이 새로운 화합물이 탄생한다.

갑목(甲木)과 기토(己土)가 합해 토(土)가 되고, 이를 갑기합토(甲己合土)라 한다.
을목(乙木)과 경금(庚金)이 합해 금(金)이 되고, 이를 을경합금(乙庚合金)이라 한다.
병화(丙火)와 신금(辛金)이 합해 수(水)가 되고, 이를 병신합수(丙辛合水)라 한다.
정화(丁火)와 임수(壬水)가 합해 목(木)이 되고, 이를 정임합목(丁壬合木)이라 한다.
무토(戊土)와 계수(癸水)가 합해 화(火)가 되고, 이를 무계합화(戊癸合火)라 한다.

이 중 세 번째 병신합수를 주목하기 바란다. 병화와 신금이 합해 물이 된다고 했는데, 수소(水素)라는 한자에는 물의 원소라는 의미가 담겨 있다. 불의 성질을 가진 병화가 신금을 만나 물이 된 것으로 병화가 수소임이 더욱 확실해졌다. 또한 수소와 산소의 합이 물이므로 신금은 산소라고 짐작할 수 있다.

신금은 음금(陰金)으로서 날카로운 칼의 성질을 띤다. 신금은 보석과 같은 화려함뿐만 아니라 그 속에 칼과 같은 살기도 동시에 갖고 있다. 즉, 찌르거나 해치는 성질도 갖고 있는 것이다. 산화작용에서 볼 수 있듯이 산소는 전자를 빼앗는 성질이 있는데 이런 성질 또한 신금과 매우 닮았다. 산소는 양날의 검처럼 생명을 살리는 보배이기도 하고 활성산소를 만들어 내어 우리 몸을 해치기도 한다. 이처럼 그 성질만으로도 수소와 산소가 각각 병화와 신금이라는 것을 짐작할 수 있다.

역학에서는 물을 모든 만물의 근원으로 본다. 그런데 만물의 근원인 물은 바로 수소와 산소의 합이며, 그 에너지는 수소에서 근원했다는 사실이 동양철학의 음양오행 속에 숨어 있었다. 물의 원소가 과학으로 밝혀지기 수천 년 전에 이미 이런 이치가 명리학과 같은 동양철학에 담겨 있었다는 사실이 신기할 따름이다.

PART 3

# 수소수를 만나면 더 이상 난치병이 아니다

+

HYDROGEN WATER

+

# 01 암이 사라진다

### 수소는 암세포 증식을 억제한다

의학이 발전하고 있지만 암은 여전히 생명을 위협하는 무서운 질병이다. 우리나라의 사망률 1위도 바로 암이다. 이제는 국민 3명 중 1명이 암에 걸린다고 할 정도로 많은 사람이 암으로 고통 받고 있다.

그런데 획기적인 소식이 있다. 수소가 암세포의 증식을 억제한다는 것이다. 정상 세포는 그대로 두고 암세포의 증식 속도만 낮췄다는 것인데, 이는 이미 10여 년 전의 연구 결과다. 지금은 더 많은 연구 결과가 수소의 암 치료에 대한 기대를 키우고 있다.

> 인간 폐암 세포주와 인간 자궁암 세포주를 전해 환원수를 함유한 혈청 감가배지에서 배양했더니 세포 내 활성산소가 제거되면서 암세포 증식 속도가 저하된다는 사실을 확인할 수 있었다. 장기 배양을 하자 암세포의 형태가 정상 세포처럼 변했다. 정상 세포에는 영향을 끼치지 않았다.
>
> –시라하타 사네타카 · 가와무라 무네노리, 《힐링워터》

수소가 암 증식 억제에 효과가 있다는 연구 결과를 담은 논문은 이미 오래전에 발표되었다. 1975년 미국 베일러대학이 발표한 논문에서는 암 환자에게 '고압 챔버 내에서 수소 97.5%+산소 2.5%'를 투여했더니 현저한 암 증식 억제 효과가 있었다고 밝혔다. 하지만 당시에는 수소가 암세포 증식을 어떻게 억제하는지 전혀 알지 못했고 암과 활성산소의 관계 정도만 파악했던 것으로 보인다.[1]

수소의 암 개선 효과에 대해 설명하기 전에 먼저 암 발생 원인을 살펴볼 필요가 있다. 암의 가장 큰 원인은 면역력 저하로, 여기에는 여러 가지 이유가 있지만 그중 가장 큰 것은 스트레스다.

스트레스는 교감신경을 긴장시켜 과립구의 수를 늘리고, 암세포를 제거하는 림프구의 수치는 줄인다. 과립구는 외부에서 침입하는 세균이나 바이러스를 방어하는 중요한 역할을 하지만 수명이 다해 죽을 때는 활성산소를 대량으로 내뿜는다. 산화력이 강한 활성산소는 세포의 점막을 손상하고 조직에 염증을 일으키며, 이렇게 손상된 세포는 파괴와 재생을 반복하면서 세포 증식 유전자에도 이상이 생겨 암세포로 발전한다. 인체에서는 하루에도 수많은 암세포가 발생하는데 이를 처리하는 림프구의 수가 줄어들면 암세포가 증식하게 된다. 림프구의 수가 줄어드는 것은 곧 면역력이 떨어지는 것을 의미하며, 이는 결국 암을 일으킨다.

교감신경의 긴장은 혈액순환 장애를 일으킨다. 교감신경에서 분비되는 아드레날린이 혈관을 수축시키기 때문이다. 혈액순환이 잘 안 되면 세포와 조직에 산소와 영양분이 잘 공급되지 않는 것은 물론이고 노폐물과 독소 배출도 어려워진다. 이처럼 정체된 노폐물과 독소 등의 유해 물질은 발암을 촉진한다.

교감신경이 긴장하면 부교감신경의 작용이 억제되는데, 이때 장기와 기관의 배설·분비 능력도 떨어지게 된다. 그러면 대소변의 배설이 힘들어지고 각종 호르몬의 분비에도 이상이 생긴다. 가장 문제가 되는 것은 암세포를 공격하는 NK 세포의 작용도 약해진다는 점이다.

스트레스가 세포의 상해를 일으키고 면역력을 떨어뜨리는 기전에는 항상 활성산소가 그 중심에 있다. 이 활성산소 중에서도 강력한 산화력을 가진 하이드록실라디칼이나 퍼옥시나이트라이트가 문제가 된다.

## 수소는 항암 치료, 방사선 치료의 부작용을 경감한다

현대 의학의 암 치료 방법으로는 수술, 항암 치료, 방사선 치료 등의 3대 요법이 있는데, 이는 효과를 떠나 부작용과 후유증이 크다. 대체 요법을 찾는 이들도 있지만 많은 사람이 병원 치료에 의존하고 있다. 따라서 이 3대 요법으로 치료해야 한다면 그로 인해 발생할 수 있는 부작용과 후유증을 줄이는 것이 급선무다.

항암 치료와 방사선 치료로 인한 부작용 중에서도 정상 세포의 사멸과 면역 세포의 파괴는 가장 심한 문제가 된다. 면역 세포의 파괴는 항암 치료가 끝난 후에 암이 재발하게 만드는 결정적 요인이 되기도 한다. 면역 세포가 감소한 몸은 암세포가 다시 증가하면 속수무책으로 당할 수밖에 없다. 그러므로 정상 세포와 면역 세포의 파괴를 막을 수 있는 방법을 강구해 항암제와 방사선으로 인한 피해를 최소화해야 한다.

항암제는 대부분 그 치료 효과를 감소시키는 말초신경 장애를 유발한다. 암 화학 요법(항암제 치료)을 받은 환자의 30~40%가 말초신경 장애를 겪은 것으로 밝혀졌다.[2] 항암제는 미토콘드리아의 항산화 시스템에 작용해 독성 라디칼인 퍼옥시나이트라이트를 대량 발생시키는 것으로 보인다.[3] 퍼옥시나이트라이트는 불포화지방산을 산화시켜 과산화지질로 변형시킨다. 과산화지질은 다른 불포화지방산을 차례로 산화시키는데 최종적으로는 대량의 과산화지질을 만들어 낸다. 그래서 환자는 항암제의 독성과 산화로 인해 심한 고통을 느끼고 치료 후에도 부작용으로 고생하게 된다. 한편 수소는 독성 활성산소에 선택적으로 작용하기 때문에 항암제의 부작용을 줄일 수 있다.

수소가 방사선의 부작용을 막아 준다는 사실은 꽤 알려져 있다. 방사선의 부작용은 방사선이 체내 물 분자와 부딪치면서 활성산소가 발생하는 데서 비롯된다. 이때 발생한 하이드록실라디칼이 세포를 산화 및 열화해 심각한 부작용을 일으키는 것이다.

수소가 방사선으로부터 면역 세포를 보호해 준다는 연구 결과를 담은 논문이 중국에서 발표되었다. 이 연구에서는 방사선에 의해 발생된 하이드록실라디칼이 면역 세포에 미치는 영향과 수소 분자의 하이드록실라디칼 제거 능력 및 세포 보호 능력을 조사했다. 하이드록실라디칼이 흉선과 비장에 있는 면역 세포를 파괴하지만 수소가 이를 약화해 혈중 면역 세포의 결핍을 막을 수 있다는 것이 이 연구의 결과다.[4]

방사선 치료 중인 간암 환자가 수소수를 섭취함으로써 삶의 질이 높아졌다는 보고서도 있다. 악성 간암으로 방사선 치료를 받고 있는 49명의 환자를 수소수군과 대조군으로 나눠 6주간 수소수군 환자들에게 수소수를 마시게 했는데, 이들은 혈액 내 활성산소종이 감소하고 혈액의 산화전위를 유지했다. 그리고 방사선 치료 중의 삶의 질 수치도 대조군보다 수소수군이 더 좋아졌다.[5] 수소수를 섭취하는 것만으로 항암제와 방사선 치료의 부작용을 줄이고 삶의 질까지 높일 수 있다니 상당히 고무적인 연구 결과라고 할 수 있다.

암 환자가 방사선 치료를 받으면 피로를 쉽게 느끼는 것은 물론 삶의 질이 상당히 떨어지게 된다. 이는 과도한 활성산소에 의한 산화 스트레스와 염증 증가가 원인이다. 그런데 수소에는 항산화작용과 조직의 염증을 억제하는 기능이 있으므로 방사선 치료로 인한 부작용을 상당히 줄일 수 있다.

수소를 이용한 치료가 항암제와 방사선의 부작용을 낮춘 사례는 이 외에도 많다. 일본 도쿄의 츠지클리닉은 수소를 이용해 치료하는 전문 병원으로, 다른 병원에서 항암 치료를 받던 환자들이 이곳에 와서 수소 치료를 받는다. 이 병원에서 치료받은 암 환자들은 대부분 항암제로 인한 부작용의 소실 또는 경감 효과를 경험했다고 한다.[6] 우리나라에서도 항암 치료나 방사선 치료를 받던 암 환자들이 수소수나 수소 발생 식품을 섭취한 후 부작용, 후유증 등이 줄어든 사례가 많이 보고되고 있다.

## 암세포에 대한 수소의 작용

앞에서 수소는 독성 활성산소를 제거함으로써 세포의 상해를 막고 질병으로부터 몸을 보호한다고 했는데, 특히 수소는 적은 양의 투입으로도 산화 스트레스를 현저하게 줄이고 암세포의 증식을 감소시킬 수 있다. 수소수에 담긴 100만분의 1L도 안 되는 적은 양의 수소가, 발생하자마자 순식간에 사라지는 독성 활성산소를 없앤다는 사실은 믿기 힘들 것이다. 이는 수소의 항산화작용만으로 설명하기는 어렵고, 앞서 언급한 전달 물질(시그널 분자)로서의 작용으로 보인다. 수소가 세포 간 신호 전달 물질로서 활성산소에 대한 세포 보호 작용을 증폭하고 암세포의 증식을 감소시키는 것으로 볼 수 있다.

암세포는 대개 정상 세포보다 대량의 영양(당)을 소비하고 빠르게 성장하는 것이 특징이다. 따라서 암세포는 많은 영양을 흡수하기 위해 많은 혈관망을 필요로 한다. 암 조직 주위에 무수한 모세혈관이 구축되는 것도 바로 이 때문이다. 이 혈관망을 제어할 수만 있다면 암 증식도 억제할 수 있는데, 이 혈관망 증식에 관여하는 것은 VEGF* 라는 사이토카인이다. 그런데 수소가 이 VEGF를 제어해 모세혈관 증식을 억제한다는 논문이 발표되었다. 즉, 수소가 암세포의 성장 인자인 VEGF를 제어해 암세포 증식의 기반이 되는 모세혈관의 증식을 억제하고, 이와 같은 작용을 통해 암을 억제한다는 것이 이 논문의 요지다.[7]

한편 미토콘드리아 DNA의 돌연변이는 발암 및 암 전이와 관련된 것으로 보인다. 한 연구에서 미토콘드리아의 DNA 돌연변이가 활성산소를 과잉 생산하고 암의 전이 가능성을 높인다는 사실을 발견했다. 바꿔 말하면 이것은 활성산소종의 제거가 암

* VEGF(vascular endothelial growth factor) : 혈관 내피 증식 인자

의 발생과 전이를 억제할 수 있다는 가능성을 나타낸다.[8]

인체에서 끊임없이 발생하는 암세포는 면역 세포에 의해 대부분 사라진다. 여기서 살아남은 암세포는 집단을 이뤄 세포 조직에 침투되어 퍼져 나가야 살 수 있는데, 이를 암세포의 침윤이라 한다. 암을 이겨 내기 위해서는 면역뿐만 아니라 암세포가 조직에 침윤되지 않도록 하는 것이 매우 중요하다.

그런데 전해 수소수가 암 침윤을 억제한다는 연구 결과가 있다. 아래 그래프는 농도가 0μM, 20μM, 40μM인 과산화수소로 배양된 암세포에 전해 수소수를 첨가해 세포 내 과산화수소의 농도와 암세포 내 침윤을 비교한 것이다(파란색 막대는 과산화수소, 흰색 막대는 과산화수소에 전해 수소수를 첨가한 경우다). 오른쪽 그래프에서 흰색 막대의 수치는 주위 조직에 침투해 퍼져 나간 암세포의 수다.

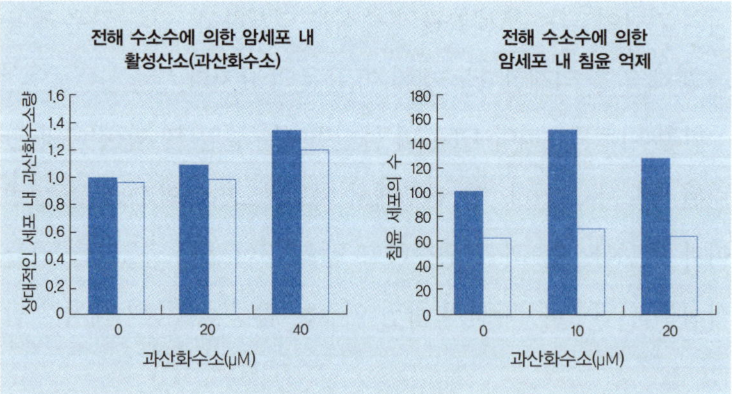

이 실험을 통해 전해 수소수가 암세포 내 과산화수소를 억제한다는 것이 밝혀졌다. 즉, 과산화수소는 암세포의 침윤을 촉진하지만 전해 수소수가 침윤을 35~40% 억제한다는 것이다.[9]

일본의 시라하타 교수는 자신의 연구 논문과 책에서 암세포는 정상 세포가 증식할 수 없는 환경에서도 집단을 이뤄 계속 증식하는 성질을 보이지만 전해 환원수를 함유한 배양 환경에서는 집단 형성 능력이 현저히 줄어들었다고 밝혔다.

텔로미어telomere는 세포의 염색체 끝에 달려 있는 단백질 성분의 핵산 서열로, 세포 분열이 진행될수록 길이가 점점 줄어들고 나중에는 세포 복제가 멈춰 세포가 자연 사멸된다. 하지만 암세포는 텔로미어가 줄어들지 않고 무한 증식하는데, 이는 암세포가 텔로머레이스telomerase라는 효소를 분비해 텔로미어를 계속 생성하기 때문이다.

시라하타 교수는 인간 암세포주를 전해 환원수가 함유된 배양지에서 약 1년 동안 배양한 결과, 텔로미어의 길이가 분열 횟수 의존적(무한 분열하지 못하고 제한적으로 분열함)으로 단축되었다고 했다.

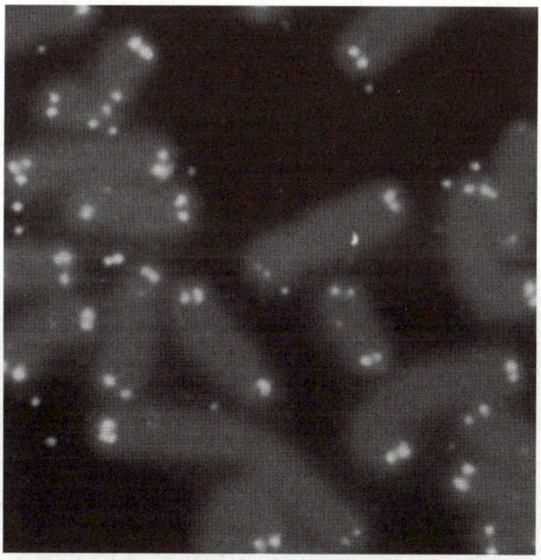

출처 : learn.genetics.utah.edu/content/chromosomes/telomeres

인간 염색체 끝 부분의 텔로미어(흰색 부분)

> 텔로머레이스가 텔로미어에 결합하는 현상을 도와주는 텔로미어 결합 단백질의 활성이 전해 환원수에 의해 가역적으로 저하되었기 때문으로 보인다. 즉 전해 환원수는 텔로미어 단백질의 활동을 억제함으로써 텔로머레이스의 활동을 저해하고, 결과적으로 무한 수명의 암세포를 수명에 한계가 있는 세포로 바꿨다고 추측할 수 있다.
>
> –시라하타 사네타카 · 가와무라 무네노리, 《힐링워터》

이 실험에서 배양액을 보통의 물로 바꾸자 텔로미어가 다시 커지면서 원래 길이로 돌아갔는데, 이는 암 환자가 수소수를 지속적으로 마시는 것이 중요함을 의미한다.

백금 나노콜로이드를 포함한 수소수가 설암세포의 증식을 억제한다는 논문도 있다. 이 논문에는 수소수가 백금 나노콜로이드의 산화 스트레스를 억제하는 작용을 증강했다고 쓰여 있다. 또한 인간 설암세포의 집단 형성과 세포 크기의 증대 또한 억제했는데, 이런 억제 작용이 정상 세포에는 미치지 않은 것으로 나타났다.[10]

일반적으로 전기분해로 전해 수소수를 만들 경우 백금 전극을 사용한다. 전해 방식으로 수소수를 생성할 때 전극의 백금에서 미세한 백금 나노콜로이드가 나오는데, 이때 활성수소(원자수소)와 결합해 물속에 안정적으로 머물게 된다. 활성산소를 제거하는 데 가장 좋은 형태의 수소는 원자 형태의 수소인데 이는 불안정하므로 분자수소로 즉시 변환된다. 하지만 백금 나노콜로이드와 결합하면 안정된 형태로 물속에 머물기 때문에 기능적으로도 유용하며, 수소수를 오래 보관하기에도 용이하다. 따라서 백금 나노콜로이드가 포함된 수소수는 암 증식을 억제해 항암제로서의 가능성이 기대된다.[11]

# 02 당뇨 치료의 희망, 수소

### 수소수를 마시면 혈당이 떨어진다

우리나라 인구 10명 중 1명은 당뇨에 시달리고 있다. 우리나라뿐 아니라 외국에서도 당뇨 인구가 지속적으로 증가하고 있으며 이에 따른 합병증도 큰 문제로 떠오르고 있다. 하지만 현대 의학은 이렇다 할 당뇨 치료법을 내놓지 못하고 있는 실정이다. 당뇨의 근본 원인을 치료하지는 못하고 그 증상인 혈당을 인위적으로 내리는 치료만 하고 있다. 그래서 당뇨는 완치가 아니라 관리하는 병이라고 인식하기도 한다.

당뇨는 병 자체보다 합병증으로 인한 문제가 더 크다. 당뇨 환자들은 당뇨 약과 인슐린 등으로 혈당을 잘 조절하고 있다고 안

심하곤 하는데 이는 위험한 생각이다. 혈당 조절만으로 합병증의 위험이 사라지는 것은 아니기 때문이다.

당뇨는 크게 1형 당뇨와 2형 당뇨로 나눌 수 있다. 1형 당뇨는 소아 당뇨라고도 하며, 인슐린을 분비하는 췌장 베타세포의 기능이 망가져서 인체가 혈액 내 포도당을 거의 흡수할 수 없는 심각한 질환이다. 따라서 평생 외부로부터 인슐린을 공급받아야 한다. 이에 비해 2형 당뇨는 인슐린이 정상적으로 분비되지만 어떤 문제로 인해 인슐린의 기능이 떨어지거나 인슐린 수용체 등에 이상이 생겨서 포도당을 제대로 흡수하지 못하는 질환으로 대부분의 당뇨 환자가 여기에 속한다.

당뇨도 활성산소에 의한 산화 스트레스로 발생한다고 볼 수 있다. 췌장 베타세포의 기능 저하도 산화 스트레스가 원인이며, 인슐린 저항성도 산화에 의한 인슐린 수용체 손상을 그 원인으로 보고 있다. 따라서 당뇨병 치료도 산화 스트레스를 줄이는 것이 관건이다.

## 수소수는 당뇨병 개선에 효과가 있다

2형 당뇨 실험 쥐에게 수소수를 3개월간 지속적으로 투여한 결과 항산화 및 혈당 저하 작용이 일어남으로써 당뇨병 증상을 경감할 수 있다는 논문이 발표되었다.[12] 실제로 수소 발생 식품 및 수소수를 섭취한 당뇨 환자들의 혈당이 떨어졌다는 사례는 국내에서도 흔히 볼 수 있다.

일본 독협의과대학의 후지누마 히데미츠 박사는 당뇨병 환자(59세 여성, 1형 당뇨)에게 수소수를 매일 330mL씩 1주일간 마시게 한 결과를 발표했다. 단지 1주일간 수소수를 마셨을 뿐인데 혈당이 240mg/mL에서 163mg/mL로 47.2% 감소했다. 이에 반해 혈당을 낮춰 주는 인슐린은 수소수를 마시고 난 후 두 배로 증가했으며, 당뇨 환자에게 가장 중요한 지표인 당화 혈색소는 10.0%에서 9.8%로 감소했다.[13]

| 검사 항목 | 음용 전 | 1주일 후 | 비고 |
|---|---|---|---|
| 혈당치 | 240mg/mL | 163mg/mL | ↓ |
| 인슐린 | 15μU/mL | 30.5μU/mL | ↑ |
| 화학 | 440μmol/L | 420μmol/L | ↓ |
| 당화 혈색소 | 10% | 9.8% | ↓ |

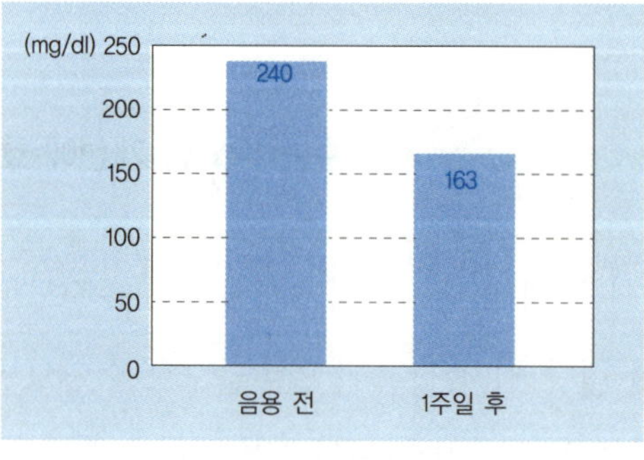


수소수 음용 후 혈당치 비교

이와 같은 결과는 신비의 물로 알려진 독일 노르데나우의 샘물로 실험한 연구 논문에서도 나타났다. 노르데나우의 샘물은 수소를 포함한 천연 환원수로서 세계 각지의 환자들이 찾아올 정도다. 이 연구에서는 치료를 위해 이곳에 체류 중인 2형 당뇨 환자들에게 하루에 2L씩 노르데나우의 샘물을 마시게 하고 혈중 활성산소종과 임상 표지인 혈당치, 당화 혈색소, 콜레스테롤, HDL(좋은 콜레스테롤), LDL(나쁜 콜레스테롤) 등에 대한 작용을 살펴봤다. 그 결과 96명의 환자 중 76.6%는 활성산소종이 의미 있게 감소하고 45%는 혈당치와 당화 혈색소도 현저히 감소했다. 또한 콜레스테롤, LDL, HDL 및 크레아티닌 등의 수치도 개선되었다.[14]

수소수 투여를 통해 2형 당뇨 환자 또는 내당능 장애 환자의 지질 및 당 대사가 개선되었다는 연구 결과도 있다. 이 연구에서는 2형 당뇨 혹은 내당능 이상인 환자 30명을 대상으로 지방질 및 포도당 대사에 대한 수소수의 효과를 임상적으로 검토했다. 순수한 물에 수소 가스를 주입해 만든 수소수 900mL를 8주간 매일 섭취시키고 그 효과를 대조군과 비교했는데, 수소수를 마신 그룹은 혈중 LDL과 산화 스트레스 물질 등이 현저히 줄어들었다. 동맥경화의 원인이 되는 산화 LDL과 유리 지방산은 감소한 반면, 항산화 효소인 SOD는 상승하는 경향을 나타낸 것이다. 게다가 내당능 이상인 환자 6명 중 4명이 정상화된 것으로 나타났다.[15] 이 연구는 수소가 인슐린 저항성을 예방하는 데 유용하다는 것이 임상적으로 인정된 사례다.

## 수소가 당뇨를 개선하는 원리

수소는 활성산소 제거로 불완전 연소하는 미토콘드리아를 활성화함으로써 ATP 생성을 촉진해 혈당 흡수를 늘리는 것으로 추정된다. 이처럼 수소가 당뇨를 개선하는 기본 원리의 중심에는 독성 활성산소 제거가 있지만 이 외에 다른 작용도 있다.

전해 수소수가 인슐린 작용 경로를 자극해 인슐린을 활성화한다는 연구가 있다. 인슐린은 혈당을 세포로 이동시키는 효소다. 1형 당뇨의 경우 인슐린 자체가 거의 분비되지 않지만, 2형 당뇨는 인슐린이 분비되어도 세포에 있는 인슐린 수용체가 제대로 작동하지 않거나 인슐린의 기능이 떨어져서 혈당 흡수가 잘되지 않는다. 따라서 다음 그림의 인슐린이 분비되는 경로(①)나 인슐린 수용체를 자극하는 경로(②)를 통해 인슐린을 활성화할 수 있는데, 바로 전해 수소수가 이 경로를 자극해 인슐린을 활성화한다는 것이 이 연구의 요지다.[16]

인슐린은 췌장 베타세포에서 합성 및 분비되므로 췌장 베타세포에 이상이 생기면 인슐린 분비에도 문제가 생긴다. 그런데 산화 스트레스로 췌장 베타세포가 손상되기도 하며, 췌장 베타세포의 손상이 당뇨의 직접적 원인이 되기도 한다. 이처럼 중요한

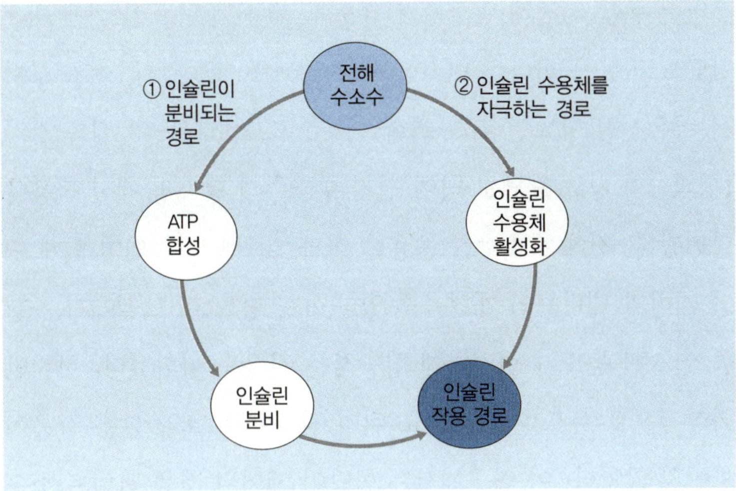


전해 수소수의 인슐린 작용 경로

췌장 베타세포를 전해 수소수가 보호한다는 사실이 국내 연구진에 의해 밝혀졌다. 당뇨 환자의 경우 췌장 베타세포의 기능 저하를 일으키는 산화 스트레스가 일반인보다 현저히 증가하는데, 독성 활성산소를 제거하는 전해 수소수로 당뇨에 대한 잠재적 효과를 기대할 수 있다는 것이다.

이 연구에서는 유전적 당뇨인 쥐에게 전해 수소수를 투입하고 당뇨병 개선 효과를 조사했다. 그 결과 혈당을 높이는 글루코스는 증가하고, 혈당을 낮추는 혈중 인슐린 농도는 상승한 것으로 나타났으며, 이에 따라 혈당도 낮아졌다. 또한 췌장 베타세포가 보존되는 결과를 통해 수소수가 췌장 베타세포의 손상을 보호하는 작용 등도 있을 것으로 내다봤다.[17]

다른 논문도 전해 수소수가 유도 및 유전적 당뇨인 쥐에 대해 항당뇨 작용을 한다는 비슷한 연구 결과를 내놓았다. 이 연구에서는 유전적 당뇨인 쥐와 화학적으로 유도한 당뇨인 쥐를 각각 1형과 2형 당뇨 모델로 하여 전기 수소수의 당뇨병 개선 작용을 살펴봤다. 전해 수소수를 음용한 결과, 두 쥐 모두 의미 있게 혈당 저하와 내당능의 개선을 보였다. 1형 당뇨 쥐 모델에서는 혈중 인슐린 농도가 현저하게 상승하는 작용도 나타났다. 하지만 화학적으로 유도한 2형 당뇨 쥐의 경우에는 그와 같은 작용이 보이지 않았다. 이 연구에서는 혈당이 제어된 것을 전해 수소수에 의해 인슐린 방출이 증가함과 동시에 인슐린 감수성이 상승한 결과라고 보고했다.[18]

이와 같은 연구 결과들은 수소수가 췌장 베타세포의 손상을 보호하고 인슐린 방출과 인슐린 감수성을 높여 당뇨병 개선에 유용하다는 것을 보여 준다.

> 당뇨가 있는 사람에게 수소를 한 달간 복용시켰더니 혈당을 조절하는 당화 혈색소(헤모글로빈 A1c) 수치가 7.3%에서 6.1%로 개선되었다. 수소 섭취로 혈당의 개선, 당화 혈색소의 개선을 본 예가 매우 많다.
>
> −나이토 마레오(일본 동양의학회 인정 한방 전문의)

## 불치병이라는 1형 당뇨의 개선 사례

1형 당뇨는 췌장 베타세포에 이상이 생겨 인슐린이 분비되지 않는 질병으로, 주로 20대 이전에 걸리기 때문에 소아 당뇨라고 부르기도 한다. 현대 의학에서 2형 당뇨는 난치병으로 여겨지지만 1형 당뇨는 거의 불치병으로 인식되고 있다. 인슐린이 분비되지 않으므로 평생 인슐린 주사를 맞아야 하며, 이른 나이에 걸리기 때문에 합병증도 일찍 찾아온다. 만성 신부전, 뇌졸중, 당뇨 망막증, 족부 궤양 등 모든 합병증에 노출되어 있고 이렇다 할 약도 없다.

이렇게 심각한 1형 당뇨에도 수소가 효과를 나타낸다는 연구 결과가 있어 희망이 보인다. 이 연구의 1형 당뇨 동물 실험에서는 수소가 당 흡수와 관련된 효소들을 활성화해 포도당의 흡수를 촉진했다고 한다. 또한 지속적인 수소 투여로 골격근에 포도당 수송체(Glut4)의 발현이 의미 있게 증가되고, 고의적으로 유발한 1형 당뇨 쥐의 혈당 조절도 개선되었다. 2형 당뇨 모델에서는 이런 촉진이 일어나지 않았지만 1형 당뇨에 대해서는 수소를 통한 혈당 조절이 인정되었다. 이 연구에서는 수소가 인슐린과 동일한 대사 효과를 발휘해 수소 섭취가 1형 당뇨 환자의 인슐린 치료를 대체하는 요법으로 가능할 것이라고 보았다.[19]

최근에도 전해 환원수가 췌장 베타세포의 DNA 손상을 막아 1형 당뇨 증상의 발전을 막을 수 있다는 내용의 논문이 발표되었다. 2014년에 발표된 이 논문에서는 고의로 유발한 1형 당뇨 쥐에 전해 환원수를 투여했더니 혈당이 떨어진 것으로 나타났다. 이는 전해 환원수가 활성산소종의 생산을 감소시켜 췌장 베타세포의 아포토시스(세포 사멸)를 막기 때문이라고 논문은 설명하고 있다. 이러한 결과는 수소수가 1형 당뇨 증상이 악화되는 것을 방지할 수 있음을 시사한다.

> 일정량의 인슐린을 투여해야 하는 1형 당뇨 환자가 수소를 섭취해 인슐린 필요량이 줄어든 경우도 있다. 인슐린에서 해방된 것은 아니지만 양이 줄어들었다.
>
> –나이토 마레오, 《수소 임상 보고》

동물 실험이 아니라 실제 임상 시험에서 1형 당뇨 환자에게 수소를 섭취시켰을 때 인슐린 투여량이 의미 있게 감소한 연구 결과도 있다. 이 임상 시험에서는 수소수가 아니라 수소 발생 식품을 이용했는데, 1형 당뇨 환자가 수소 발생 식품을 섭취했더니 평소보다 인슐린 투여량이 줄어든 것으로 나타났다. 1형 당뇨의 경우는 인슐린 투여가 필수적이므로 인슐린 투여량이 줄어들기만 해도 효과가 크다고 할 수 있다. 이런 여러 가지 결과로 볼 때, 1형 당뇨 초기에 수소를 섭취하면 췌장 베타세포의 손상을 막아 치유될 수 있을 것으로 보인다.

당뇨 그 자체가 생명을 위협하지는 않는다. 하지만 그로 인한 합병증은 당뇨 환자를 장애자로 만들기도 하고 심한 경우 생명을 빼앗아 간다. 당뇨 합병증은 대개 혈관성 질환이다. 당뇨는 혈액을 탁하게 하고 혈관을 망가뜨려 혈액순환을 어렵게 만든다. 우선 미세혈관의 혈액순환 장애가 생기면서 뇌, 심장, 눈, 손끝·발끝 등 말초신경 계통, 신장 등 주로 미세혈관이 집중된 곳에 합병증이 발생한다. 뇌졸중, 심근경색, 당뇨 망막증, 손발 저림을 동반한 말초신경 마비, 족부 궤양, 만성 신부전 등 매우 심각한 증상으로 이어지는 것이다.

혈당이 높은 혈액이 혈관 속을 지속적으로 흐르면 혈관 벽에서 수분이 빠져나오는 대신 혈액 속의 당이 혈관 벽으로 침투해 상처를 입히게 된다. 그러면 혈관 벽에 염증이 생기는데, 피부에 염증이 생겼다가 나으면 그 부위에 딱딱한 흔적이 남는 것처럼 혈관 벽에도 울퉁불퉁한 흔적이 무수히 남는다. 그리고 이 상처에 혈관 속을 떠돌던 지방이 달라붙으면 수도관에 이물질이 쌓이는 것처럼 혈관 벽에 딱딱한 덩어리가 쌓인다. 이 과정이 반복될수록 혈관 벽이 두꺼워지면서 혈관의 통로가 좁아져 혈액순환 장애가 따르게 된다. 혈관이 좁을수록 혈관 벽이 더 빨리 두꺼워지면서 통로가 좁아지기 때문에 가장 손상되기 쉬운 곳이 미세혈관이다. 그래서 당뇨 환자에게 빈발하는 합병증이 미세혈관 합병증인 것이다. 미세혈관 합병증이 생기면 미세혈관이 많이 모인 장기부터 망가지기 시작하는데 눈, 즉 망막에 이상이 생기는 당뇨병성 망막증과 콩팥의 미세혈관이 손상되어 콩팥 기능에 이상을 초래하는 당뇨병성 신증이 대표적이다.

-강북삼성병원 당뇨병전문센터, 《당뇨병 희망 프로젝트》

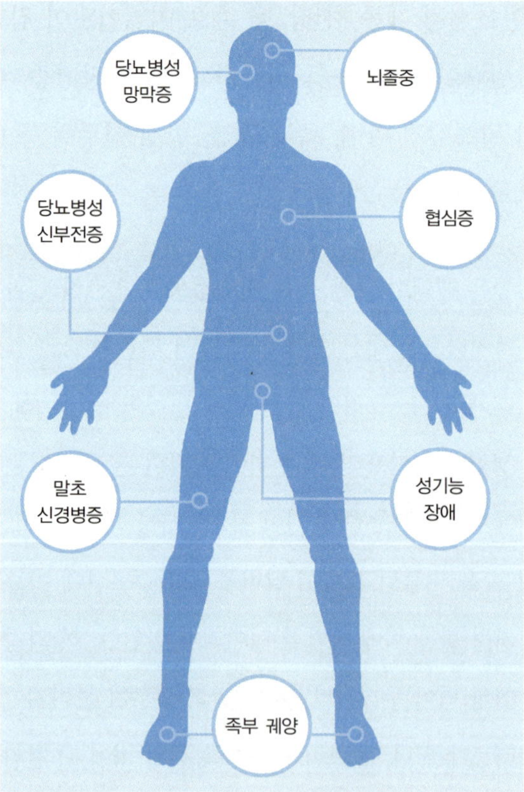


당뇨병의 주요 합병증

의사들은 당뇨에 걸리면 적극적으로 혈당을 관리해야 한다면서 약을 처방하거나 심할 경우 인슐린 등을 권한다. 하지만 이런 관리에도 불구하고 합병증의 위험성은 좀처럼 사라지지 않는다. 오히려 당뇨약과 합성 인슐린이 합병증을 유발한다는 주장도 있다.

하지만 당뇨 합병증의 원인은 혈당보다는 산화 스트레스에 가깝다. 혈당이 오르는 이유는 활성산소에 의한 산화 스트레스인데, 이 활성산소는 당뇨 합병증은 물론 각종 성인병에 광범위하게 작용한다. 그렇다면 활성산소에 의해 당뇨 합병증이 생기는 과정을 좀 더 자세히 살펴보자.

당뇨 환자의 경우 당분이 세포 안으로 들어가지 못하고 혈액 속에 머물러 혈당이 오르는데, 혈액 속의 당이나 지방과 활성산소가 결합해 산화당 또는 산화지질로 변하게 된다. 산화당은 혈액을 돌면서 활성산소처럼 몸 전체의 세포를 산화시키고, 이렇게 산화된 세포는 또 다른 세포를 산화시켜 연쇄적인 산화를 일으키기 때문에 위험하다. 세포는 산화되면서 손상을 입는데 이런 과정에서 세포가 정상 기능을 하지 못하게 되고 병이 더욱 심화되는 것이다.

세포막과 혈액 속의 지방이 산화하면 과산화지질이 된다. 과산화지질은 활성산소와 같은 독성 물질로, 주위의 지방과 세포막을 연쇄적으로 산화시켜 동맥경화를 일으키고 혈액의 흐름을 막아 우리 몸의 대사를 방해하면서 또 다른 합병증을 만든다. 이처럼 당뇨 합병증은 산화당에 의한 상해이고, 동맥경화의 실체는 산화지질에 의한 결과물인 것이다.

당뇨 환자는 혈액 속의 에너지를 제대로 끌어다 쓰지 못해 세포가 에너지를 생산하지 못하므로 몸속에 활성산소가 많이 발생한다. 혈액은 고혈당으로 인해 탁한 데다 과도한 산화로 적혈구가 많이 엉키게 된다. 혈관이 두꺼워지고 굳은 데다 혈액마저 끈끈하다면 혈액순환이 좋을 리 없다. 혈당을 아무리 낮춰도 혈액순환이 잘되지 않으면 몸 곳곳에 혈액이 잘 도달하지 못하고, 이는 점차 조직과 장기의 약화로 이어져서 결국 합병증을 일으킨다.

혈당이 떨어지면 혈액순환이 나아지지 않을까 생각하겠지만 혈액이 끈끈한 것은 혈당 때문만이 아니다. 바로 활성산소의 영향으로 혈액이 엉키는 것이기 때문이다. 활성산소가 적혈구에서 전자를 빼앗으면 적혈구는 플러스(+) 전하를 띠게 된다. 전하는 곧 자성을 뜻하므로 전자를 빼앗긴 적혈구는 자성을 띠고, 옆에 있던 다른 적혈구는 내부의 철 성분에 의해 자성을 띤 적혈구에 붙는다. 이렇게 다른 적혈구도 연쇄적으로 붙으면서 엽전처럼 죽 늘어서게 되는 것이다. 이에 반해 정상적인 혈액은 적혈구가 서로 떨어져 있기 때문에 미세혈관까지 이동해 세포에 산소와 영양을 공급한다. 따라서 당뇨 합병증을 예방하기 위해서는 혈당 조절보다 혈액순환이 더욱 중요하다.

당뇨는 눈의 장애, 신장 장애, 말초신경 장애, 동맥경화 등 이차적 장애로 이어지는데 수소는 혈당치 및 이차 합병증 개선에 기여할 것이다.

-나이토 마레오(일본 동양의학회 인정 한방 전문의)

수소는 독성 활성산소를 제거해 산화로 인한 세포와 혈관의 피해를 줄여 준다. 또한 적혈구가 활성산소에 의해 산화된 것을 환원시킴으로써 엉켜 있는 혈액을 빠르게 풀어 주는 역할을 한다. 엉켜 있다가 수소에 의해 분리된 적혈구는 직경 5μ 이하의 모세혈관도 통과할 수 있다. 깨끗해진 혈액은 세포로 영양을 잘 전달할 수 있을 뿐만 아니라 각종 노폐물이나 피로 물질을 외부로 잘 배출할 수 있다. 이처럼 수소는 혈액을 맑게 하고 혈액순환을 촉진함으로써 산소와 영양이 말단까지 잘 순환되도록 하여 점차 당뇨 합병증의 위험을 줄여 주는 것이다.

# 03 심혈관 질환도 수소가 해결한다

## 심혈관 질환의 원인

심장 질환은 한국인의 사망 원인 중 가장 빠르게 증가하고 있다. 대표적 심장 질환인 관상동맥 질환의 경우 지난 20년 사이 무려 열 배나 증가했다. 우리나라의 사망 원인 1위는 암이지만 세계적으로는 심장 질환이 사망 원인 1위다.

이처럼 많은 사람이 앓고 있는 심장 질환은 심장에 혈액을 공급하는 혈관에 문제가 생긴 심혈관 질환을 의미한다. 심장이 정상적인 기능을 하기 위해서는 무엇보다 심장의 원활한 혈액 공급이 중요하다. 심장에 혈액을 공급하는 혈관은 관상동맥이며, 동맥경화로 인해 관상동맥이 좁아지면서 혈액 공급이 부족해지는 것을 허혈성 심장 질환이라고 한다. 협심증이나 심근경색이 대표적인 허혈성 심장 질환이다. 심장 근육에 혈액이 부족한 까닭에 허혈성 심장 질환의 증상은 대부분 가슴 통증으로 나타난다. 30분 이상 심장 근육에 혈액이 공급되지 못하면 심장 세포의 괴사가 일어나서 생명이 위독할 수 있다.

허혈성 심장 질환의 가장 큰 원인은 동맥경화다. 동맥경화란 혈액 속에 있는 콜레스테롤이 혈관 벽에 쌓여 동맥이 딱딱해지고 두꺼워져서 혈관이 좁아지고 혈류에 이상이 생긴 혈관의 노화 상태를 말한다. 이는 혈액 속 지방이 산화되어 과산화지질로 변하면서 혈관 벽에 쌓이기 때문이다. 세포막에는 불포화지방산이 많이 포함되어 있는데 이 불포화지방산이 활성산소에 공격당해 과산화지질이 생성된다.

과산화지질은 활성산소와 같은 산화 독성 물질로서 고혈압과 고지혈증의 주요한 원인이 되기도 한다. 세포막이 산화해 과산화지질이 되면 가까운 세포막을 공격해서 연쇄적으로 산화해 나간다. 연쇄 반응이 계속되면 세포막 전체가 과산화지질로 변해 세포마저 죽게 된다. 혈관 내 과산화지질의 축적이 심해지면 혈액의 흐름이 나빠지고, 악화될 경우에는 혈류도 멎는다. 이렇게 좁아진 관상동맥이 혈전 등으로 막히면 심근경색이 되고, 뇌동맥이 막히면 뇌경색이 되는 것이다. 따라서 동맥경화를 막기 위해서는 산화를 일으키는 활성산소의 억제와 제거가 무엇보다 중요하다.

## 수소는 동맥경화를 예방할 수 있다

수소는 독성 활성산소를 제거해 과산화지질의 형성을 억제할 수 있다. 또한 혈관 내부에 쌓인 과산화지질을 환원시킴으로써 좁아진 혈관을 넓히는 것으로 보인다. 과산화지질이 많이 생성되면 혈관에 축적됨으로써 동맥경화를 일으키고, 이를 그대로 두면 혈액이 끈적끈적해져서 고혈압의 원인이 된다. 뇌출혈이나 뇌경색도 거의 동맥경화에서 비롯된다고 볼 수 있다.

일반 식품에 포함되어 있는 항산화 물질이 동맥경화를 예방한다는 명확한 증거는 아직 없다. 반면에 수소수는 산화 스트레스를 감소시켜 동맥경화를 방지하는 것으로 밝혀졌다. 일본의과대학의 오사와 이쿠로 팀은 동맥경화 쥐에게 수소수를 먹인 실험을 통해 동맥경화를 예방할 수 있음을 밝혔다. 이 실험에서는 유전자 조작으로 동맥경화를 발생시킨 생후 2~6개월의 쥐에게 수소수를 마시게 했는데, 그 결과 수소수를 마시지 않은 쥐들보다 수소수를 마신 쥐들의 동맥경화 형성이 현저히 감소했다.[20]

중국 산둥대학의 아테롬경화증연구센터는 대사증후 예비군의 환자 20명을 대상으로 10주간 수소수를 섭취시키고 혈액을 검사했다. 그 결과 총콜레스테롤 및 나쁜 콜레스테롤인 LDL의 수치가 낮아졌으며, LDL의 산화 방지 등을 통해 좋은 콜레스테롤인 HDL의 기능도 개선되었다. 또한 수소수를 섭취하면 항산화 효소가 증가함과 동시에 총혈청*이나 LDL 중의 과산화물이 감소

한다는 것도 밝혀졌다.[21]

허혈-재관류 시 과도한 활성산소가 발생하기 때문에 허혈 또는 저산소에 의한 심근 장애는 산화 스트레스와 깊은 관계가 있다. 따라서 활성산소를 제거하는 것은 심장 허혈로 인한 장애를 방지하는 데 효과가 있다.

중국의 한 연구 팀은 허혈 또는 저산소로 인한 심근 장애의 경우 수소가 어떻게 심근을 보호하는지 연구했다. 이들은 세포 생존성과 세포 내 하이드록실라디칼을 측정·평가하고 체내 항산화 시스템 경로에 대해서도 평가했다. 수소 가스가 독성 활성산소 제거로 항산화 시스템 경로를 활성화함으로써 허혈로 인한 심근 장애를 보호할 수 있다는 것이 이 연구를 통해 밝혀졌다. 하지만 저산소에 의한 심근 장애의 경우에는 보호 효과가 없었다고 한다.[22]

포도당을 제거해 영양 부족 상태가 된 심장 세포에서는 생체가 갖고 있는 항염증 시스템이 작동하는데, 수소는 이를 강화하는 것으로 보인다. 따라서 급작스러운 협심증이나 심근경색 등으로 심장에 혈액이 제대로 공급되지 않는 상황이 발생했을 때 수소를 투여하면 심장의 피해를 상당히 줄일 수 있을 것으로 기대된다.

---

* 혈청 : 혈장에서 섬유소를 뺀 나머지. 혈액을 시험관에 넣어 두면 응고해 응혈이 되고, 이것이 수축해 암적색의 덩어리인 혈병과 담황색의 투명한 액체인 혈청으로 분리된다. 혈액에서 유형 성분이 아닌 것은 혈장이고, 혈장에서 섬유소원(피브리노겐)을 빼낸 것이 혈청이다. 혈청 성분 중에서 면역과 관련된 것은 감마글로불린으로 이 속에 항체가 존재한다. (Basic 고교생을 위한 생물 용어 사전)

## 수소는 급성 심혈관 질환도 예방할 수 있다

심장이나 뇌로 흐르는 혈액이 막히는 폐색은 심근경색, 뇌경색 등의 질병을 일으키고 사망의 원인이 된다. 따라서 막힌 혈액을 다시 흐르게 하는 것이 치료의 급선무다. 폐색이 되면 세포로의 산소 공급이 끊어져서 세포사를 초래하기도 하지만, 허혈 후 재관류로 인한 폐색의 시간이 길어질수록 활성산소가 대량 발생해 세포사를 일으킨다. 따라서 폐색이 발생했을 때는 빠른 처치가 가장 중요하다.

혈류가 막혔을 때 수소 투여가 미치는 영향을 알아본 연구에서 66마리의 쥐를 가짜 수술 그룹, 허혈-재관류 그룹(대조군), 허혈-재관류+수소 생리식염수 투여 그룹으로 나눠 혈류가 끊어진 후의 심근 세포 상태를 조사했다. 여기서도 마찬가지로 수소 투여 그룹이 다른 그룹보다 확실히 심근 괴사의 크기가 작았으며, 재관류 24시간 후의 심장 기능 파라미터도 개선되어 염증 지표 등이 낮았진 것으로 밝혀졌다.[23]

수소가 심근경색 및 뇌경색의 발생과 장해를 낮춘다는 연구 논문도 있다. 이 연구에서는 주사용 포화 수소 생리식염수를 투여한 쥐와 그렇지 않은 쥐를 대상으로 심장 관상동맥의 혈액을 30분간 멈추게 한 후 재관류를 통해 각종 데이터와 심근의 괴사 범위를 조사했는데, 수소를 투여한 결론은 다음과 같다.

① 산화 스트레스 지표의 감소
② 심근 세포의 자멸(아포토시스) 감소
③ 세포 자멸을 유도하는 효소 억제
④ 산화 손상 지표가 억제되어 재관류 24시간 후에 심근 기능 개선 및 경색 크기 축소

심근경색이 있기 전에 수소를 미리 투여해도 혈관 내의 염증을 억제함으로써 경색의 위험을 크게 낮출 수 있다. 또한 경색이 발생했다 하더라도 그에 따른 후유증의 위험을 크게 떨어뜨리는 작용을 한다. 그러므로 심혈관 질환이 있는 사람이 수소수를 꾸준히 섭취한다면 심근경색을 예방하고 개선하는 데 도움이 될 것이다. 혈류가 막혔을 때도 재빨리 수소를 투여하면 더 심한 손상을 막을 수 있을 것이다.[24]

# 04 뇌졸중, 파킨슨병 등 뇌 질환의 희망, 수소

### 혈관 손상을 악화시켜 뇌졸중을 일으키는 활성산소

수소의 효능이 본격적으로 알려진 것은 2007년 일본의과대학의 오타 시게오 박사가 수소로 뇌경색이 개선된다는 논문을 발표하면서부터다. 세계적으로 권위 있는 의학 연구 학술지인 〈네이처 메디신〉에 실린 이 논문은 일본 NHK-TV 등이 대대적으로 보도해 우리나라에서 관련 기사가 보도되기도 했다.

이 논문에서는 농도 2%의 수소 가스 흡입으로 하루 만에 쥐의 뇌경색이 50%나 축소되었다고 밝혔다. 아울러 노화를 촉진하고 각종 질병을 유발하는 독성 활성산소인 하이드록실라디칼을 수소가 선택적으로 제거해 인체에 무해한 물로 변환시킨다는 것도

밝혔다.[25]

뇌졸중은 뇌혈관이 일부 막히거나 뇌혈관에 출혈이 생기면서 뇌 기능에 손상이 생긴 상태다. 활성산소가 혈관 손상을 악화시키면서 뇌졸중을 일으키기 때문에 뇌졸중 환자는 뇌경색, 뇌출혈이 발생한 혈관뿐만 아니라 다른 혈관에도 비슷한 손상이 있을 수 있다. 따라서 뇌졸중이 재발하거나 다른 혈관의 장애, 즉 협심증, 말초혈관 폐쇄증 등이 발생할 가능성도 있는 것이다. 활성산소는 이런 나쁜 상황을 더욱 악화시킨다. 뇌졸중은 활성산소가 우리 몸에 어떻게 피해를 주는지 잘 보여 주는 예라 할 수 있다.

뇌졸중의 한 종류인 뇌경색은 혈전이나 혈병에서 떨어져 나간 산화물로 인해 뇌로 가는 동맥이 막혀서 일어난다. 이때 뇌의 손상은 대부분 혈류가 회복되자마자 발생한다. 혈류가 멈춘 허혈 상태가 아니라 혈액이 다시 흐르는 재관류 시 손상이 일어나는 것이다. 허혈-재관류 상태에서는 이미 손쓰기 어려울 정도로 뇌 손상을 입게 되는데, 뇌 조직 가까운 곳에서 대량의 활성산소가 급격하게 생성되기 때문이다. 이때 철이 집중된 곳에 혈류가 흐르면 상황이 더욱 악화될 수 있다.

철은 인체에서 가장 풍부한 물질이며 생명에 필수적인 미네랄이다. 철은 대개 단백질에 단단히 고정되어 있지만 간혹 그렇지 않은 경우 매우 위험할 수 있다. 철은 과산화수소와 반응해 이를 독성이 가장 강한 하이드록실라디칼로 바꾸기 때문이다. 뇌에서

철의 다량 축적은 알츠하이머병, 파킨슨병과 같은 퇴행성 질환과도 깊은 관련이 있다.

## 수소수는 뇌혈관 질환의 악화를 막는다

수소수가 뇌에서 어떻게 항산화작용을 하는지에 대한 연구 논문이 있다. 이 논문은 수소수를 마심으로써 뇌에서 발생하는 활성산소가 제거된다고 밝혔다. 본래 쥐는 사람과 달리 체내에서 비타민 C를 합성해 뇌에서 발생하는 활성산소를 처리할 수 있다. 하지만 이 연구에서는 유전자를 조작해 비타민 C를 합성하지 못하는 쥐를 만들어 산화 스트레스 상태의 뇌에서 수소가 활성산소를 억제하는지 검토했는데, 1개월간 고농도 수소 용해수를 마신 쥐 그룹의 경우 뇌의 활성산소 증가가 약 27% 억제되었다. 연구진은 활성산소가 원인인 당뇨병, 동맥경화나 신경변성 질환인 알츠하이머병 등을 예방하는 데 고농도 수소 용해수가 효과가 있을 것으로 기대했다.[26]

뇌경색 환자가 기존 약을 복용하면서 수소수를 마시면 효과가 더 좋다. 2011년 〈메디컬 가스 리서치〉에 발표된 논문에서는 급성 뇌경색 환자가 뇌 보호 약인 애다라본Edaravone을 수소수와 병용했더니 단독으로 사용했을 때보다 치료 효과가 더 상승했다고 밝혔다.[27] 뇌경색 환자는 약을 당장 끊기 어렵고, 다른 건강식품이나 약을 병용하는 것도 부작용의 우려가 있다. 이에 반해 수소수는 부작용이 없어 약과 함께 꾸준히 마신다면 뇌경색 치료에 더 효과적일 것이다.

## 알츠하이머병과 파킨슨병의 희망

알츠하이머병, 파킨슨병과 같은 신경변성 질환도 활성산소에 의한 산화 스트레스가 큰 원인으로 보인다. 뇌세포가 활성산소로 인해 상해를 입으면서 심각한 뇌 질환으로 발전하는 것이다. 알츠하이머병이나 파킨슨병에서 신경세포가 어떤 메커니즘에 의해 탈락되는지 그동안 정확히 밝혀지지 않았었는데, 일본의 한 연구 팀은 산화한 핵산이 축적되어 이런 신경변성 질환이 발생한다는 것을 알아냈다.

DNA 또는 미토콘드리아 DNA는 핵산의 변성에 의해 그 기능을 잃고 신경세포사 등을 일으킨다. 활성산소가 주로 산화시키는 것은 단백질, 지방질, 핵산인데, 그중 핵산의 산화는 신경변성 질환의 원인이 된다. 따라서 산화 스트레스를 줄이는 것은 알츠하이머병과 파킨슨병 등을 치료하는 데 매우 중요하다. 단백질, 지방질, 핵산의 산화는 모두 하이드록실라디칼에 의해 일어나므로 이를 제거할 수 있는 수소가 신경변성 질환에도 효과를 발휘하는 것이다.[28]

## 알츠하이머병을 개선하는 수소

수소가 어떻게 알츠하이머병의 개선에 작용하는지에 대해서는 구체적인 임상 시험이 진행 중이다. 이 같은 연구의 결과로 수소수가 인지 기능의 저하를 예방할 수 있다는 것이 밝혀졌다.

쥐를 장기간 구속하면 뇌의 산화 스트레스 작용으로 학습, 기억의 인지 기능이 저하된다. 이런 쥐에게 수소수를 섭취시키고 뇌의 산화 스트레스 지표 및 인지 기능을 검토한 결과, 일반 물을 섭취시킨 쥐보다 개선 효과가 있었다. 이 연구에서는 수소수가 뇌의 산화 스트레스를 낮춰 학습, 기억에 관여하는 신경 해마세포의 손상을 줄임으로써 학습 능력과 기억력 저하를 막는다고 보았다.[29]

이와 비슷하게 알츠하이머병을 유발한 쥐에게 수소 풍부 생리식염수를 투여해 기억 기능이 개선되었다는 연구 논문도 있다. 베타아밀로이드(Aβ1-42)는 알츠하이머병의 주요 원인 인자로 알려져 있는데, 이 베타아밀로이드를 쥐의 뇌혈관에 투여해 신경 염증, 학습력 및 기억력 저하 등을 수반하는 알츠하이머 모델을 만들었다. 그리고 14일간 수소 생리식염수를 체중의 5mg/kg 복강 내에 연속 투여하고 그 효과를 살펴봤다. 이 실험에서 산화 스트레스와 신경세포의 활성에 대해 평가한 결과, 수소 풍부 생리식염수를 투여함으로써 나쁜 인자는 억제되고 기억, 운동 기능 등은 개선된 것으로 나타났다.[30]

수소수가 쥐의 치매 발병을 예방하는 효과가 있다는 논문도 발표되었다. 수소의 항산화작용이 신경세포 보호 효과가 있다는 것은 알려졌지만, 노화에 따른 뇌 변화로 생긴 인지 장애에 대해서는 수소의 효과 및 그 기전이 정의된 바가 없었다. 이 연구에서는 조기 노화 증후군을 보이는 쥐를 이용해 공간 기억 저하 및 노화로 인한 뇌 변화 방지에 수소수가 효과가 있는지를 조사했다. 그 결과, 수소수를 마신 그룹이 일반 물을 마신 대조군보다 항산화 효소인 SOD와 뇌의 세로토닌 수준이 상승했으며, 학습 및 기억 기능(공간 인지 능력)도 개선되었다. 학습, 기억 등에 관여하는 해마신경의 퇴행이 억제된다는 것이 인정되어 수소수가 쥐의 치매 발병을 감소시키는 것으로 밝혀졌다.[31]

## 파킨슨병을 개선하는 수소

파킨슨병은 1871년 파킨슨이 보고한 퇴행성 신경 질환이다. 난치병 중의 하나인 파킨슨병은 자세가 불안정해지고 얼굴 표정이 일그러지거나 목소리가 작아지며 손발과 전신이 떨리는 증상을 나타낸다. 주로 장년과 노년에게 발생하지만 드물게 청년에게도 발병한다. 파킨슨병의 치료에는 기본적으로 약물 요법이 시행되지만 장기적인 약 복용으로 인해 환각 등의 부작용이 생기기도 한다.

파킨슨병 또한 활성산소의 영향이 원인으로 추정되고 있다. 특히 파킨슨병 환자 뇌의 흑질에서는 철이 증가하는데, 이는 산화력이 가장 강력한 하이드록실라디칼을 만들어 내는 주요 요인이다. 인체에 많이 발생하는 활성산소 중 하나인 과산화수소가 철과 반응하면서 하이드록실라디칼로 변하기 때문이다. 따라서 파킨슨병은 다른 질환보다 더 하이드록실라디칼의 영향을 받는다고 할 수 있으며, 수소가 파킨슨병에 효과가 큰 것도 바로 이 때문이다.

수소가 파킨슨병을 개선하는지에 대한 연구는 현재도 계속되고 있으며, 이미 여러 논문에서 수소의 파킨슨병 개선 효과를 발표했다. 2009년 〈PLOS ONE〉이라는 미국 온라인 학술지에 수소를 포함한 제품이나 물을 마시면 파킨슨병 등 뇌신경 질환의 예방 및 치료에 효과가 있음을 검증했다는 논문이 실렸다. 이 연구에서는 쥐를 대상으로 수소 농도 0.08ppm 이상의 물을 이용해 파킨슨병에서 나타나는 흑질의 도파민 신경세포 탈락 억제를 확인했다. 다양한 농도의 수소수를 각각 1주일간 먹인 쥐에게 파킨슨병을 유발시켜 검증해 본 결과, 흑질의 도파민 신경세포 탈락 원인인 DNA의 산화 손상이 억제된 것이 확인되었다.

파킨슨병을 개선하는 데는 수소의 항산화작용만 있는 것이 아니다. 그동안 파킨슨병에 수소가 효과적이라는 논문은 계속 발표되었지만 어떤 작용을 통해 그런 효과가 나타나는지는 정확히 밝혀지지 않았다. 앞서 2부에서 언급했듯이 수소는 성장호르몬

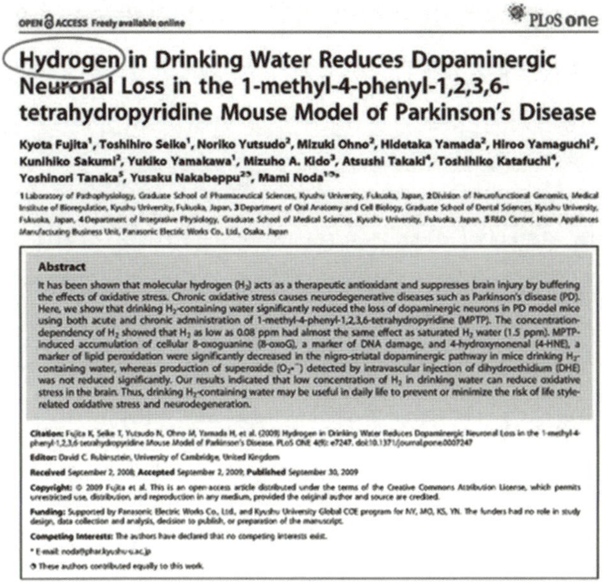
OPEN ACCESS Freely available online
PLoS one

Hydrogen in Drinking Water Reduces Dopaminergic Neuronal Loss in the 1-methyl-4-phenyl-1,2,3,6-tetrahydropyridine Mouse Model of Parkinson's Disease

Kyota Fujita[1], Toshihiro Seike[1], Noriko Yutsudo[2], Mizuki Ohno[2], Hidetaka Yamada[2], Hiroo Yamaguchi[2], Kunihiko Sakumi[2], Yukiko Yamakawa[1], Mizuho A. Kido[3], Atsushi Takaki[4], Toshihiko Katafuchi[4], Yoshinori Tanaka[5], Yusaku Nakabeppu[2], Mami Noda[1]*

1 Laboratory of Pathophysiology, Graduate School of Pharmaceutical Sciences, Kyushu University, Fukuoka, Japan, 2 Division of Neurofunctional Genomics, Medical Institute of Bioregulation, Kyushu University, Fukuoka, Japan, 3 Department of Oral Anatomy and Cell Biology, Graduate School of Dental Sciences, Kyushu University, Fukuoka, Japan, 4 Department of Integrative Physiology, Graduate School of Medical Sciences, Kyushu University, Fukuoka, Japan, 5 R&D Center, Home Appliances Manufacturing Business Unit, Panasonic Electric Works Co., Ltd., Osaka, Japan

**Abstract**

It has been shown that molecular hydrogen ($H_2$) acts as a therapeutic antioxidant and suppresses brain injury by buffering the effects of oxidative stress. Chronic oxidative stress causes neurodegenerative diseases such as Parkinson's disease (PD). Here, we show that drinking $H_2$-containing water significantly reduced the loss of dopaminergic neurons in PD model mice using both acute and chronic administration of 1-methyl-4-phenyl-1,2,3,6-tetrahydropyridine (MPTP). The concentration-dependency of $H_2$ showed that $H_2$ as low as 0.08 ppm had almost the same effect as saturated $H_2$ water (1.5 ppm). MPTP-induced accumulation of cellular 8-oxoguanine (8-oxoG), a marker of DNA damage, and 4-hydroxynonenal (4-HNE), a marker of lipid peroxidation were significantly decreased in the nigro-striatal dopaminergic pathway in mice drinking $H_2$-containing water, whereas production of superoxide ($O_2 \cdot^-$) detected by intravascular injection of dihydroethidium (DHE) was not reduced significantly. Our results indicated that low concentration of $H_2$ in drinking water can reduce oxidative stress in the brain. Thus, drinking $H_2$-containing water may be useful in daily life to prevent or minimize the risk of life style-related oxidative stress and neurodegeneration.

**Citation:** Fujita K, Seike T, Yutsudo N, Ohno M, Yamada H, et al. (2009) Hydrogen in Drinking Water Reduces Dopaminergic Neuronal Loss in the 1-methyl-4-phenyl-1,2,3,6-tetrahydropyridine Mouse Model of Parkinson's Disease. PLoS ONE 4(9): e7247. doi:10.1371/journal.pone.0007247

**Editor:** David C. Rubinsztein, University of Cambridge, United Kingdom

**Received** September 2, 2008; **Accepted** September 2, 2009; **Published** September 30, 2009

**Copyright:** © 2009 Fujita et al. This is an open-access article distributed under the terms of the Creative Commons Attribution License, which permits unrestricted use, distribution, and reproduction in any medium, provided the original author and source are credited.

**Funding:** Supported by Panasonic Electric Works Co., Ltd., and Kyushu University Global COE program for NY, MO, KS, YN. The funders had no role in study design, data collection and analysis, decision to publish, or preparation of the manuscript.

**Competing Interests:** The authors have declared that no competing interests exist.

* E-mail: noda@phar.kyushu-u.ac.jp

These authors contributed equally to this work.

〈PLOS ONE〉에 게재된 파킨슨병에 대한 수소수의 효과

의 분비를 촉진한다. 그런데 성장호르몬은 신경세포를 보호·보수하므로 파킨슨병 등의 뇌 질환에 효과를 보인다.

일본 규슈대학 대학원의 노다 시로미 준교수는 만성 산화 스트레스가 원인인 파킨슨병과 같은 신경 퇴행성 질환에 수소수가 효과적이라는 논문을 발표했다. 인위적으로 파킨슨병을 일으킨 쥐에게 수소수를 공급하자 도파민 신경 손실이 주목할 만한 수준으로 감소했다는 것이다. 또한 수소수가 어떤 메커니즘으로 파킨슨병에 작용하는지도 밝혔다. 연구진은 위에서의 수소 흡수는 파킨슨병에 효과가 있지만, 폐로 흡입하거나 장내에서 발생된 수소는 파킨슨병 개선에 관계가 없는 것으로 보고 있다. 그동

안 저농도의 수소수가 도파민 신경의 보호 작용을 발휘하는 것에 대한 의문이 있었는데, 수소수가 위장에서 공복 호르몬인 그렐린을 방출시킨다는 것을 발견하게 되면서 이와 같은 의문도 풀렸다.[32]

2007년 무렵부터 일본 준텐도대학 부속 병원의 신경내과 교수들은 파킨슨병에 대한 수소수의 효과를 알아보는 실험을 했다. "원래 파킨슨병은 산화 스트레스가 관여할 가능성이 있는 병이다. 준텐도대학 뇌신경내과에서는 미토콘드리아의 이상이나 자유 라디칼의 영향을 계속 조사하고 있었다. 수소수에 산화 스트레스를 없애는 작용이 있을까 하는 가능성을 두고 … 그때까지 산화 스트레스에 대한 효과가 인정된 것은 없었다"라고 연구 팀은 말했다.

이 실험은 파킨슨병 환자 18명을 대상으로 48주에 걸쳐 실시했으며, 9명은 하루에 1L의 수소수(1.6ppm)를 마시게 하고 9명은 보통의 물을 마시게 했다. 두 그룹 모두 집에서 물을 만들어 마셨는데, 대조군 환자는 수소수 생성기와 똑같은 모양으로 생긴 기계에서 만들어진 보통의 물을 마시게 했다.*

실험 결과, 수소수를 마신 쪽이 안전하고 통계학적으로 의미 있는 차이를 보여 수소수가 파킨슨병의 증상 개선에 효과가 있는 것으로 증명되었다. 이는 동물 질환 모델에서 얻었던 것과도

* 이와 같은 실험 방식을 이중 맹검법이라 한다.

같은 결과라고 연구 팀은 밝혔다. 이 실험의 성과로 연구 팀은 대규모 실험을 하기로 했으며, 2013년 3월부터 열 배 더 많은 파킨슨병 환자를 모집해 순차적으로 실시하고 있다.[33]

다음은 수소 제품을 이용해 파킨슨병이 개선된 사례다.

### 사례 파킨슨병으로 6년째 고생하셨던 어머님

6년 전부터 파킨슨병으로 고생하시던 어머님이 우연히 수소 제품을 드시게 되었습니다. 매달 두 팩씩 4개월째 드시고 있는데, 뻣뻣하게 굳었던 몸과 특히 걸음걸이가 이제는 정상인처럼 보일 정도로 자유로워졌습니다. 아직도 피곤하거나 하면 조금 이상이 느껴진다고 말씀하시지만 전보다 많이 좋아지신 것은 확실합니다. 그래서인지 삶의 희망도 생기신 듯 즐거워하십니다. 이제는 수소 제품의 애용자가 되어 떨어지기 전에 챙겨 드려야 합니다.

# 05 간염, 간경화가 치유된다

### 간 질환의 원인은 썩은 기름, 과산화지질

간은 인체의 생화학 공장으로 탄수화물, 단백질, 지방 등의 영양소를 분해·합성하는 기관이다. 간은 500가지가 넘는 일을 하며 1,000가지 이상의 효소를 생산해 낸다. 섭취된 영양소를 분해하거나 합성하고, 몸에 들어온 독소를 해독하고, 혈액 응고나 항체 생산을 하고, 혈액순환에도 관여하며, 각종 비타민과 미네랄을 저장하고, 호르몬 대사에도 관여한다. 간은 인체에서 일어나는 대부분의 화학작용과 관련되므로 간 기능이 저하되면 소화 기능 및 대사 조절 기능이 떨어져서 피곤함을 느끼고, 체내에 들어온 알코올이나 독소를 잘 해독하지 못해 독소가 쌓이게 된다. 이로 인해 간염이 발생할 수 있으며, 심각하면 생명을 위협하는 간경변증(간경화) 또는 간암으로 발전한다.

2부에서 언급했듯이 수소는 인체에서도 발생하며 이를 가장 많이 저장하고 있는 장소가 바로 간이다. 간은 해독을 하는 장소로서 활성산소와 과산화지질 등의 독소가 가장 많이 발생하는 장소라고 추정되기 때문이다. 정상인은 간에서 지방이 차지하는 비율이 5% 정도인데 이 비율을 넘으면 지방간으로, 지방이 간에 고이면 산화되어 과산화지질(썩은 기름)이 된다. 과산화지질은 맹독성 물질로 쥐에 주사하면 즉사할 만큼 치명적이다. 이러한 과산화지질의 생성을 막기 위해서는 지방이 간에 축적되는 것을 막는 것도 중요하지만 과산화지질을 만드는 활성산소의 과잉 발생을 막는 것이 우선이다.

간염은 과산화지질 생성의 원인이 되는 활성산소를 많이 일으킨다. 간염은 바이러스성 간염과 약물, 알코올에 의한 간염으로 나눌 수 있는데, 후자의 경우 간에서 특수한 과산화지질이 만들어지면서 간 손상을 초래한다. 또한 바이러스성 간염의 경우에는 간 내의 쿠퍼 세포가 바이러스 등을 제거하기 위해 활성산소를 많이 방출한다.

알코올에 의한 것이든 바이러스에 의한 것이든 간에 염증이 진행되면 만성 간염, 간경변증 등으로 악화되면서 간에 혈류 장애가 일어난다. 이때도 활성산소가 많이 발생하는데 이 활성산소가 간 내의 지방과 결합해 과산화지질이 만들어진다. 이런 썩은 기름과 같은 노폐물이 점점 쌓이면 간의 활동성이 저하되고 재생력도 떨어지는데, 이것이 계속되면 만성 간염과 간경화 등으로 발전하는 것이다.

체내에서 만들어진 과산화지질은 스스로 몸 밖으로 배출되지 않으며, 간에서 해독 작용을 하는 글루타티온 페록시다아제에 의해서만 분해된다. 그러므로 간은 과잉 활성산소와 과산화지질이 모이는 장소이면서 동시에 이를 없애기 위해 항산화제가 활발히 움직이는 장소이기도 하다. 이런 사실을 통해 간염이나 간경변증을 치료하는 데 활성산소의 제거가 중요하다는 것을 알 수 있다.

## 수소는 과산화지질의 생성을 억제한다

수소는 간에서 과도하게 발생하는 활성산소를 효과적으로 제거해 지방이 과산화지질로 변하는 것을 막는다. 간염은 간에 일어난 염증으로, 염증이 회복될 틈 없이 활성산소와 과산화지질의 공격을 계속 받으면 더욱 악화된다. 한편 수소는 환원 작용을 통해 간에 염증을 일으키는 활성산소를 제거하고 과산화지질의 생성을 억제하는 데 도움을 준다.

이런 사실을 뒷받침해 주는 연구 결과가 있다. 중국 다롄의과대학의 중일中日합작의약과학연구소에서는 수소 분말(수소 발생 식품)을 이용한 실험을 통해 수소가 간의 활성산소를 제거해 간 질환에 도움을 준다는 실험 성과를 발표했다. 이 실험은 간 허혈을 일으킨 실험 쥐의 간 조직 장애 예방 효과에 관한 연구로, 사전에 수소 분말을 투여하고 간장에 허혈-재관류를 발생시켰을 때 조직 손상이 현저하게 줄어든 것으로 나타났다. 간에 염증이 발생하면 허혈-재관류로 인해 혈류 장애가 생기면서 대량의 활성산소가 발생하는데, 이때 간 조직이 많은 손상을 입게 된다. 하지만 수소가 활성산소를 제거해 이차적인 간 손상을 막아 준다는 것이 이 실험을 통해 밝혀졌다.

## 수소는 간의 회복을 돕는다

간은 탄수화물, 지방, 단백질을 분해·합성하고 각종 효소를 만들어 낸다. 따라서 수소에 의한 에너지 생산이 간 기능을 유지하는 데 매우 중요하고, 수소 에너지의 쓰임이 더욱 중요한 장기로 추정되고 있다.

> 간은 여러 가지 효소가 활발하게 작용해 다량의 ATP를 생산하고 동시에 소비하는 장소다. 즉 수소가 가장 효과적으로 작용할 수 있는 장소가 간일지도 모른다.
>
> -나이토 마레오(일본 동양의학회 인정 한방 전문의)

수소는 세포 에너지인 ATP의 생산에 관여해 에너지 생산을 촉진하는 것으로 추정된다. 간은 특히 많은 세포 에너지를 필요로 하며, 그만큼 에너지 생산이 일어나는 곳이기도 하다. 수소로 ATP의 생산을 촉진함으로써 염증으로 인해 손상된 간세포에 활력을 주어 간이 빠르게 회복되도록 한다. 과잉 발생한 활성산소가 줄어들고 세포 에너지의 생산이 늘어나면 간세포가 염증에서 빠르게 회복되고 혈류가 증가하면서 간 기능도 점차 좋아지게 된다.

## 간섬유 형성에 대한 수소수 섭취의 효과

간 장애의 결과로 간에 섬유가 증가한 상태를 간섬유증이라 하는데, 이는 만성 간 질환에서 가장 일반적인 증상으로서 간경변으로 진행된다. 간세포의 장애는 간에서 주로 섬유를 형성하는 간성상세포*의 활성화로 인한 염증 반응에서 비롯된다. 따라서 간 장애를 일으키는 원인과 간섬유증의 치료 타깃으로 역시 활성산소가 지목되며, 간 장애의 새로운 치료법으로 수소수에 대한 연구 결과가 계속 발표되고 있다.

간섬유 형성에 대한 수소수의 효과를 조사한 연구에서는 독

* 간성상세포(hepatic stellate cells) : 간에서 콜라겐을 분비해 섬유화를 촉진하고 염증을 키워 간경변을 야기하는 세포

성 약물로 간섬유증을 유도한 쥐에게 수소수를 구강으로 섭취시키고 그 효과를 조사했다. 또한 추출한 간세포에 안티마이신 A를 가하면 독성 활성산소인 하이드록실라디칼이 발생하는데, 이 간세포를 수소수가 포함된 배지에서 배양하면 간세포 중 하이드록실라디칼만을 제거해 간세포사를 현저하게 막는 것으로 밝혀졌다. 그리고 수소수를 마신 쥐의 간섬유 형성도 의미 있게 억제된 것으로 나타났다. 결론적으로 수소수가 활성산소로부터 간세포를 지키고 간섬유 형성 또한 억제할 수 있다는 것이 증명되었다.[34]

만성 간 질환은 물론 급성 간 질환에도 수소수가 효과를 보인다는 연구 결과가 있다. 약물로 급성 간 장애를 일으킨 쥐에게 수소 생리식염수를 투여했을 때 평균 생존 기간이 늘어나고 간 장애도 감소했다고 한다. 또한 수소 생리식염수에 의해 간 조직의 병리학적 변화가 감소하고 아포토시스도 억제된 것으로 나타났다. 수소 생리식염수가 염증과 아포토시스를 감소시킴으로써 쥐의 급성 간부전이 나아지게 된 것이다. 이 연구에서는 수소 생리식염수의 작용이 간 보호 효과에 기여한다고 보았다.[35]

이 절의 내용은 다음과 같이 정리할 수 있다.

① 수소는 간 내 활성산소를 제거해 간염의 원인이 되는 과산화지질의 생성을 억제한다.

② 수소는 간세포의 에너지 생산을 촉진해 염증을 개선함으로써 간 질환의 회복을 돕는다.
③ 수소는 만성 및 급성 간 질환의 간 장애를 억제해 간 질환 예방은 물론 치료에도 도움이 된다.

다음은 수소수가 아닌 수소 건강식품으로 C형 간경변증이 개선된 사례로 나이토 마레오의 《수소 임상 보고》에 실린 내용이다.

### 사례 C형 간경변증

최초의 증례는 C형 간경변증과 신부전인 82세 여성 환자로 식도 정맥류 파열 병력이 있었다. 내 친구의 어머니인데 근처 병원에 입원해 치료를 받았으나 개선되지 않아 어떻게 좀 도와 달라며 우리 병원에 입원했다. 배에 복수가 가득 찬 상태로 간경변증 말기였다.

10월 28일부터 수소를 하루에 네 캡슐씩 사용하기 시작했다. 솔직히 어떤 변화가 일어날지 크게 기대하지 않았다. 신 기능의 지표인 혈청 크레아틴 수치가 4.3mg/dl이었던 것이 바로 내려가기 시작해 11월 6일에는 0.89mg/dl로 정상치까지 내려갔다. 입원 당시에는 의식이 희미하던 환자가 2주일 후에는 앉아서 식사를 하게 되었다. 상태에 따라 수소를 다소 가감하고 있지만 크레아틴이 점점 개선되어 입원 당시에 사용했던 이뇨제를 전혀 사용하지 않게 되었다.

간경변증은 간의 위축으로 정의되기 때문에 이것이 낫는다는 것은 있을 수 없는 일이다. 복부 CT 영상을 보면 입원 당시 대량의 복수가 있었다. 말기 간경변증이라 2주일간 경과가 좋아졌어도 복수는 빠지지 않았다. 그러나 한 달 반이 지났을 때 복수가 완전히 사라지고 없었다. 게다가 이뇨제도 필요 없게 되었다. 그 후 재활을 계속해 4월에 퇴원하고 5월에는 통원할 수 있게 되어 현재 집 안에서 걸어 다니며 생활하고 있다. 수소는 계속 사용하고 있다.

# 06 만성 신부전에 좋은 수소

### 치료 방법이 없는 만성 신부전

20대 때 사구체신염을 앓았고 가족력 또한 신장이 좋지 않은 50대 초반의 여성을 상담한 적이 있다. 이 여성은 신장을 관리해야겠다는 생각으로 30대 때부터 꾸준히 국내 유명 종합병원에서 정기적으로 검사를 받았다. 그러던 어느 날 의사로부터 신장의 기능이 20% 이하로 떨어져서 투석을 준비해야 한다는 말을 듣게 되었다. 그녀는 신장을 지키기 위해 나름대로 노력을 했음에도 만성 신부전으로 투석을 해야 한다는 말에 망연자실했다.

신장을 관리한다고 하더라도 사실 신장에는 특별한 약도, 별다른 예방 방법도 없다. 물론 신장이 망가지기 전에는 신장에 좋다는 음식을 섭취하고 운동을 열심히 하는 것이 신장을 관리하는 방법일 수 있다. 하지만 신장의 기능이 떨어져 말기 신부전으로 진행되면 병원에서는 나트륨 섭취를 줄이고 신장에 좋다는 음식(주로 칼륨이 많이 든 음식)도 제한하게 한다.

만성 콩팥병이라고도 불리는 만성 신부전은 신장의 기능이 서서히 나빠져서 제 역할을 하지 못하게 되는 병이다. 당뇨 합병증으로 발병하는 경우가 가장 많고, 급성 사구체신염 등의 신장 질환이 만성 신부전으로 발전하기도 한다.

신장은 우리 몸속의 여과기로서 체내에 발생한 노폐물을 걸러 혈액을 맑게 하는 중요한 장기다. 체내의 노폐물은 배설하고 인체에 꼭 필요한 영양소 등은 배설되지 않도록 하며, 대사 조절과 혈액순환을 촉진한다. 따라서 신부전으로 신장 기능이 저하될 경우 체내에 노폐물이 쌓이고 영양소는 배출되어 몸이 붓고 피로를 자주 느낀다.

신장은 기능이 35% 이하로 떨어지기 전까지 자각 증세가 잘 나타나지 않기 때문에 방치하는 경우가 많다. 신장 기능이 35% 이하가 되어도 식욕이 떨어지거나 쉽게 피곤해지는 정도에 그치기 때문에 신장에 이상이 생긴 것을 알아채기 어렵다. 신부전이 더욱 악화되면 피곤함, 가려움증, 식욕부진 등이 나타나며 말기 신부전으로 진행될 경우 호흡 곤란, 구토 등의 증상이 있다.

만성 신부전의 원인은 여러 가지가 있지만 당뇨, 고혈압, 만성 사구체신염이 3대 원인으로 꼽힌다. 우리나라의 2005년 통계(대한신장학회)에 따르면 말기 신부전의 원인이 된 질환은 당뇨병성 신증이 38.5%, 고혈압성 사구체 경화증이 16.9%, 만성 사구체 신염이 14.5%로 당뇨병성 신증이 신장 질환의 가장 큰 원인으로 밝혀졌다.

하지만 당뇨, 고혈압 등이 만성 신부전을 일으키는 진짜 이유는 당뇨나 고혈압이 신장에 공급될 혈액을 감소시키기 때문이다. '목숨 걸고 편식하는 의사'로 유명한 황성수 박사는 만성 신부전의 직접적인 원인이 당뇨나 고혈압이 아니라 동맥경화증이라고 말한다.

> 만성 신부전의 원인은 동맥경화증이다. 동맥경화증이란 동맥에 기름때가 껴서 혈관이 좁아져 혈액 공급이 줄어드는 현상이다. 혈액 공급이 줄어들면 신장에서 혈액을 거르는 기능이 감퇴하기 때문에 만성 신부전이 생긴다.
>
> –황성수(황성수클리닉 원장)

그래서 황성수 박사는 만성 신부전을 치료하려면 동맥에 기름때가 끼는 원인인 콜레스테롤 중성 지방을 낮춰야 한다고 주장한다.

한편 만성 신부전의 또 다른 원인으로 신장의 요산 결정도 지목되고 있다.

> 신장은 혈액을 걸러 주는 기능을 하는 장기로 해독에 중요한 작용을 한다. 신장에 쌓여 문제를 일으키는 것은 요산 결정이다. 인체가 산성화되면 이를 만회하기 위해 뼈에서 칼슘이 빠져나오는데 이 칼슘으로 인해 요산 결정이 형성된다. 이 요산 결정이 사구체에 많이 쌓이면 사구체 혈관을 막아 혈액을 거르지 못해 신부전이 된다. 요산 결정은 콜레스테롤과 만나 덩어리를 형성하고 이는 전립선 비대, 통풍, 류머티즘의 원인이 된다.
>
> –조병식, 《조병식 원장의 자연 치유》

이렇듯 만성 신부전의 가장 큰 원인으로 알려진 당뇨와 고혈압도 실은 동맥이나 사구체의 혈액순환 문제인 것이다.

당뇨는 혈액의 혈당 지수가 높은 병이다. 그러나 당뇨는 높은 혈당이 문제가 아니라 활성산소에 의해 산화된 혈액과 당이 더 큰 문제다. 이는 합병증을 일으키는 원인이 되며 산화된 당은 온몸의 혈관을 망가뜨린다. 혈관은 원래 매끈하고 유연하지만, 산화되면 혈관 벽이 헐어서 울퉁불퉁해지고 굳어져 그 사이에 이물질이 끼고 좁아짐으로써 혈액의 흐름이 나빠진다.

또한 혈액은 활성산소에 의해 탁하고 끈적끈적해진다. 이렇게 탁해진 혈액은 온몸 곳곳에 산소와 영양분을 제대로 공급하지 못해 조직과 기관에 문제가 생긴다. 특히 모세혈관이 많은 기관이 먼저 망가지는데 신장이 그러한 대표적 기관이다. 신장의 사구체는 혈액을 거르기 위해 모세혈관이 많이 분포되어 있는데, 이곳의 혈액 공급이 줄어들면 세포의 기능이 떨어지고 만성 신부전으로 발전하게 된다.

혈압도 신장과 밀접한 관련이 있다. 신부전 환자는 대개 고혈압이 있게 마련이고, 또한 고혈압 환자는 신장병에 걸릴 확률이 높다. 신장은 혈압과 매우 밀접한 관계가 있어, 신장에 혈액 공급이 잘되지 않으면 레닌이라는 물질을 분비해 심장으로 하여금 혈압을 올리게 한다. 이는 신장 기능이 떨어지지 않도록 하려는 인체의 자연스러운 반응이다. 하지만 이때 혈압약을 먹으면 혈액 공급이 잘되지 않아 신장에 나쁜 영향을 미치게 된다. 결과적으로 신장에 혈액 공급이 잘되지 않는 것이 만성 신부전을 일으키는 가장 큰 원인이라고 볼 수 있다.

## 수소가 신장 질환을 개선하는 원리

신장 질환도 산화 스트레스가 주요한 원인이라고 볼 수 있다. 활성산소나 자유 라디칼이 관여하는 대표적인 신장 질환은 사구체 신염, 약물성 신장애, 항암제의 부작용, 신장판코니증후군 등이다. 이런 질환은 만성 신부전으로 발전하기도 한다.

앞서 말했듯이 만성 신부전의 큰 원인으로 동맥경화가 지목되고 있다. 동맥경화의 원인은 산화 스트레스와 관계가 있지만 항산화 식품이 동맥경화를 방지한다는 명확한 증거는 없다. 대표적인 항산화 물질인 비타민 A, C, E 등이 동맥경화를 막는 것은 아니라는 말이다.

앞서 인용했던 연구 결과 중에 생후 2~6개월의 쥐에게 수소수를 마시게 한 후 동맥경화의 형성이 감소되었다는 내용이 있다.[36] 수소수는 이미 발생한 동맥경화의 형성을 감소시키고 그 예방에도 효과가 있다는 것이다. 이는 수소가 신장 질환뿐만 아니라 다른 혈관성 질환에도 효과가 있음을 말해 준다.

신장으로 들어가는 혈액이 탁해지는 것도 활성산소의 영향이므로 활성산소를 제거하고 혈액순환을 개선하는 것이 만성 신부전 치료에 우선일 것이다. 수소는 활성산소를 제거하는 것은 물론이고 이미 산화된 적혈구를 환원시켜 엽전 꾸러미처럼 뭉쳐 있는 적혈구를 서로 떨어뜨려 준다. 그러면 정체되어 있던 혈액이 잘 흘러 모세혈관이 많은 신장에도 혈액 공급이 원활해지며 산소와 영양분이 잘 공급되고 세포의 기능도 회복된다. 신장으로 혈액이 잘 흐르면 혈압도 자연스레 낮아진다. 약을 통한 인위적인 혈압 강하보다는 경화된 혈관을 되돌리고 혈액을 맑게 하는 방법이 신장과 고혈압을 개선하는 데 도움이 될 것이다.

수소수가 노화에 의한 심장과 신장의 상해를 개선한다는 보고도 있다. 이 연구에서는 노화로 혈압이 상승하고 심장과 신장에 장애가 발생한 염분 감수성 쥐에게 수소수를 48주간 장기 투여했는데, 이 그룹은 보통의 물을 먹은 비교군보다 신장 장애가 뚜렷하게 개선되었다. 연구진은 수소수가 산화 스트레스와 염증에 기인하는 병을 개선하는 것으로 보인다고 밝혔다.[37]

또 다른 연구에서는 수소가 고혈압에 의한 신장 장애를 억제한다고 발표했다. 연구진은 산화 스트레스가 신장병이 진행되는 주된 원인이라는 데 주목하고, 수소가 독성 라디칼을 선택적으로 제거하기 때문에 새로운 항산화 물질로서 치료에 응용할 수 있을 것으로 내다봤다. 이 연구에서는 고혈압 자연 발생 쥐의 신장 장애에 대한 수소수 보호 효과에 대해 조사했는데, 수소수를 섭취한 그룹은 신장 장애가 억제되었으며 활성산소의 생성이 줄고 항산화 효소는 증가한 것으로 나타났다. 또한 염증을 유발하는 사이토카인의 발현이 억제되었고, 미토콘드리아에 대한 보호 효과도 관찰되었다. 연구진은 수소수가 신장 장애를 억제하는 새로운 건강 보조제로 기대된다고 덧붙였다.[38]

지금까지 살펴본 연구 결과를 통해 만성 신부전의 원인인 산화 스트레스와 동맥경화, 혈액순환 등의 문제가 수소의 다양한 작용으로 개선된다는 것을 알 수 있다. 실제로 수소수나 수소 식품을 먹고 크레아틴 수치가 떨어지거나 투석 횟수가 줄어든 경우가 있는데 한 사례를 소개한다.

### 사례 기적을 체험한 만성 신부전 환자

저는 50대 중반 여성입니다. 만성 신부전으로 1주일에 3회씩 혈액 투석을 받아야 하는 상황에서 수소 식품을 소개받고 먹게 되었습니다. 혈액 투석을 하는 날이면 한없이 피곤하고 기진맥진해 남편이 차로 신촌에 있는 병원까지 데려다줍니다. 그런데 남편 친구를 통해 접한 수소 제품을 섭취한 지 3~4일이 지나고부터 서서히 힘이 나고 피곤함이 뚜렷하게 줄어드는 것을 느꼈습니다. 그렇게 한 달 정도 지난 뒤 크레아틴 수치를 체크해 봤는데 놀랍게도 수치가 많이 내려갔습니다. 또한 나도 모르게 피곤을 느끼지 않으면서 생활하고 있는 것을 깨닫게 되었습니다.

그래서 수소의 효능에 대해 알아보고 좀 더 섭취해도 괜찮다는 것을 확인한 후 세 배 정도를 먹었는데 3개월쯤 지나자 몸이 훨씬 좋아졌습니다. 6개월이 지난 지금, 예전에 주 3회씩 하던 투석을 월 2~3회씩 하고 있습니다. 누구에게나 기적이 일어날 수는 없겠지만 저에겐 분명히 기적과 같은 일이 일어났습니다. 건강을 통해 행복감은 물론이고 삶에 대한 희망과 자신감 또한 얻게 되었습니다.

## 의료 현장에의 수소 도입 가능성

현재 일본에서는 수소를 의료 현장에서 활용하기 위해 다양한 연구를 하고 있다. 그중에서도 전해 수소수로 투석액을 만들어 그 효과를 검토한 연구가 있는데, 만성 신부전 환자에게 수소수 투석액을 사용한 지 3개월 후 혈액 중 활성산소 농도가 정상 수준으로 돌아왔다.

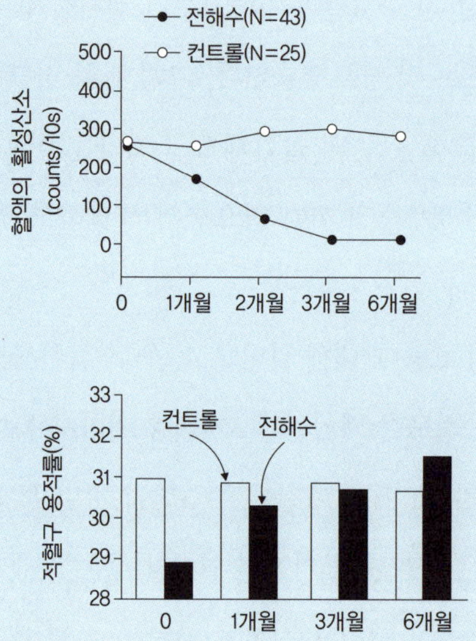

전해 수소수를 투석액으로 사용했을 때 혈액 내 활성산소량과 적혈구 용적률의 변화

오랜 기간의 투석은 적혈구를 감소시켜 패혈증의 원인이 된다. 그러나 수소수 투석액을 사용한 환자의 적혈구는 증가한 것으로 나타났다. 수소수 투석액을 사용한 환자와 증혈제를 사용한 투석 환자의 적혈구 용적률을 비교했을 때, 3개월 후에는 같은 수치였으나 6개월 후에는 수소수 투석액을 사용한 환자 쪽이

더 높아진 것으로 나타났다. 또한 수소 용존 농도가 48ppb에 불과했는데 수소수 투석액을 사용하고 나서 산화 스트레스 감소, 적혈구 기능 회복, 백혈구 보호, T 세포 상해 억제, 혈압 조절 등의 효과가 나타났다. 따라서 수소 용존량을 더 높여 투석액을 만든다면 더 큰 개선 효과를 보이지 않을까 기대된다.[39]

이와 비슷하게 수소 용액으로 인공 투석을 실시한 연구에서는 산화 스트레스가 감소하는 결과가 나타났다. 인공 투석 환자의 산화 스트레스 증가는 심각한 심혈관 질환이나 사망으로 이어질 수 있다. 산화 스트레스는 투석 중에 혈액과 투석막이 접촉하는 데서 발생된다. 따라서 고농도 수소 용액이 투석 중의 산화 스트레스를 완화할 수 있다는 것은 투석 환자에게 희소식이 틀림없다.[40]

전해 환원수가 혈액 투석에 의해 생기는 적혈구 장애를 감소시킨다는 논문도 있다. 말기 신부전 환자의 경우, 혈액 투석으로 발생하는 산화 스트레스에 의한 적혈구 장애가 문제인데, 이 연구에서는 전해 환원수의 활성산소 제거 능력이 적혈구의 감소를 억제하는지를 조사했다. 그 결과, 적혈구 용적률 수치가 좋아지고 적혈구의 생산을 조절하는 호르몬인 에리트로포이에틴에 대한 반응성이 향상되었으며 염증성 사이토카인이 감소하는 등 투석 환자의 적혈구 장애가 의미 있게 억제된 것으로 나타났다. 전해 환원수는 비타민 C처럼 수산염의 축적으로 인한 부작용도 없어서 투석 환자에게 장기간 사용해도 괜찮을 것이라고 연구진은

밝혔다.[41]

또한 신장이식 후 수소수 음용은 만성 신부전을 예방한다. 신장을 이식한 쥐들을 두 그룹으로 나눠 한쪽은 일반 물을, 다른 쪽은 수소수를 마시게 했다. 일반 물을 마신 그룹은 크레아티닌 청소율의 저하와 단백뇨가 나타나는 등 신장 기능이 떨어졌으나, 수소수를 마신 그룹은 만성 신부전이 완만하게 진행되고 이식 신장의 기능이 양호하게 유지되었으며 생존율도 더 높았다.[42] 이 같은 연구 결과는 신장이식 환자의 신장 기능 유지 및 개선에 수소수를 활용할 수 있다는 가능성을 보여 준다.

지금까지 살펴본 것처럼 불치병으로 여겨지던 만성 신부전에도 수소가 효과를 보인다는 것이 여러 연구를 통해 증명되었다. 우리나라도 하루빨리 수소수 투석액이 개발되어 신부전 환자들에게 공급되기를 바란다. 그리고 아직 투석을 하지 않는 만성 신부전 환자들은 수소수를 음용해 건강을 되찾기를 기대해 본다.

# 07 아토피 피부염에 먹고 씻고 바른다

## 화가 나는 아토피 치료법

필자는 수소건강연구회를 운영하면서 다양한 질병을 가진 사람들과 상담해 왔다. 그중 아토피 피부염으로 고생하는 사람이 있었는데, 그는 학창 시절 아토피 피부염이 발병해 피부과에 가서 치료를 받았다고 한다. 처음에는 부위가 작고 심하지 않았으며, 피부과에서 준 연고를 바르고 나니 가려움이 금세 사그라들었다. 그러나 얼마 지나지 않아 피부염이 다시 올라와 연고를 바르고 재발하기를 반복했다. 약 4년 동안 연고와 주사, 먹는 약을 바르고 맞고 먹는 사이에 아토피 피부염은 점점 심해져서 전신에 퍼지고 말았다.

그는 생활이 불가능할 정도가 된 후에야 피부과에서 받은 약이 스테로이드라는 것을 알게 되었다. 그동안 피부과에서 스테로이드의 부작용에 대해 단 한 번도 들어 본 적이 없었던 데 더욱 화가 나서 그는 의사를 고소하려다가 그만뒀다. 그는 여전히 아토피로 고생하고 있다고 한숨을 토해 냈다.

그의 이야기를 들으면서 필자도 화가 났다. 피부과 의사라면 스테로이드의 부작용에 대해 당연히 알고 있었을 것이다. 만약 그 부작용에 대해 조금이라도 알려 줬다면 그는 이렇게 고생하지 않았을 수도 있다. 그런데 그 의사는 왜 스테로이드의 부작용에 대해 말하지 않았을까? 돈 몇 푼 더 벌자고 그런 것일까? 하긴 아토피는 현대 의학으로 고칠 수 없는 난치병이니 병의 원인조차 모르는 상황에서 어떤 처방을 기대할 수 있단 말인가.

필자도 젊은 시절에 결혼을 앞두고 아토피 피부염에 걸린 적이 있는데, 피부과에서 받은 스테로이드 연고를 잔뜩 바르고 부작용이 생겼다. 팔, 가슴, 등에 여드름 같은 뾰루지가 새까맣게 돋아나서 한참 동안 고생했던 경험이 있기에 그의 일이 남 일같이 느껴지지 않았다.

피부염이 생기면 피부과에 가서 처방을 받고 스테로이드 연고 등을 바르게 된다. 하지만 이런 간단한 처치로 인해 별것 아닌 질환이 종종 아토피로 진행될 수 있다. 스테로이드의 부작용에 대해 모르는 사람이 여전히 많은 데다 몇몇 피부과 의사는 아무렇지도 않게 스테로이드 연고를 처방해 주어 문제가 되고 있다.

한때 신이 인간에게 내려 준 기적의 약으로도 불렸던 스테로이드제는 반응 속도가 빨라서 순식간에 가려움증을 없애고 증상을 완화해 준다. 하지만 이는 약물 내성과 면역력 저하로 이어져 증상이 더욱 악화되는 치명적인 부작용을 남긴다.

반응 속도와 증상 완화의 탁월함 때문에 스테로이드를 넣은 불법 화장품 등이 종종 식약처에 적발되곤 한다. 몇 년 전에는 오소리 기름과 돼지 태반 등에 스테로이드를 혼합해 아토피 연고를 만든 업자가 구속되었고, 또 다른 업체에서는 지하수에 미량의 식품 첨가물을 넣어 아토피 피부염에 특효약이라고 선전하다 걸리기도 했다. 이처럼 가짜 아토피 화장품과 약품이 근절되지 않는 것은 아토피가 병원에서조차 쉽게 치료하지 못하는 난치성 질병이기 때문이다.

한편 스테로이드를 남용하거나 가짜 화장품을 사용하는 가장 큰 이유 중 하나는 아토피를 피부의 문제로만 보기 때문이다. 아토피는 피부 겉으로 드러난 증상이지만 단순히 피부 질환으로만 볼 수 없다. 아토피는 인체 내부에 이상이 생겨서 밖으로 나타나는 질병이므로 내부의 문제를 고치지 않고는 치료가 어렵다.

## 피부와 몸속의 문제를 동시에 풀 수 있는 열쇠

피부는 제3의 배설 기관으로 많은 독소가 호흡과 땀으로 배출된다. 하지만 독소가 제대로 배출되지 않으면 피부에 문제가 생기는데 이는 아토피 피부염의 원인이 된다. 따라서 단순히 피부에 국한하거나 순간적으로 증상을 완화하는 데만 급급한 치료 방법으로는 완치가 불가능하다. 아토피 피부염의 원인인 과잉 활성산소를 제거하고 체내의 독소를 배출하면서 피부에 일어나는 증상을 함께 다뤄야 확실한 치유를 기대할 수 있다.

활성산소뿐만 아니라 체내에 쌓인 독소는 아토피의 원인이 된다. 체내에서 발생한 독소가 배출되지 못하고 혈액을 타고 돌면서 각종 피부 질환과 여러 가지 증상을 일으키는 것이다. 따라서 해독 및 독소 배출 등의 배독요법排毒療法이 아토피 치료 방법으로 널리 시행되고 있다.

> 독소는 내 몸의 정상적인 세포 기능을 막고 자극과 염증을 일으켰다. 세포와 조직이 손상되면서 많은 계통이 제 기능을 수행하지 못하기 시작했다. 자연 치유 능력도 크게 약화되었다.
>
> –알레한드로 융거, 《클린》

그런데 활성산소와 독소가 발생하는 가장 큰 원인 중 하나는 바로 장내 이상 발효다. 이는 우리가 섭취한 음식물이 나쁜 첨가물질로 인해 제대로 소화되지 않고 장내 미생물에 의해 독성 화합물로 변하기 때문에 일어난다. 이렇게 장내 이상 발효로 발생하는 유화수소, 암모니아는 간염이나 폐경변을 일으키고, 히스타민을 과잉 생산시켜 아토피 피부염 및 알레르기 질환을 유발한다. 또 인돌, 페놀, 스카톨, 니트로소아민 등은 암이나 백혈병을 일으키는 원인이 된다.

이미 2부에서 언급했듯이 수소수를 마시면 장내 이상 발효를 일으키는, 음식물에 첨가된 나쁜 성분을 수소가 중화해 체내 독소와 활성산소의 발생이 줄어든다. 또한 독성을 갖고 있는 첨가물은 대개 산성화되어 있거나 다른 물질을 산화시키는 특징이 있는데, 수소는 이런 물질을 환원시켜 독성을 중화한다. 그럼으로써 장내 유익한 미생물을 위협하는 독성 물질이 상당 부분 제거된다. 수소의 환원 작용으로 장내 플로라가 좋아지면 미생물이 활발히 움직이게 된다. 이로써 음식물의 소화 및 흡수가 정상적으로 이뤄질 뿐 아니라 아토피의 원인인 활성산소와 독소의 발생도 줄어든다.

독소의 발생을 줄이는 것뿐만 아니라 체내에 쌓인 독소와 노폐물을 배출하는 것도 매우 중요하다. 독소와 노폐물을 배출하려면 무엇보다 혈행이 좋아야 한다.

> 혈액이 오염되면 맨 먼저 피부의 배설 기능을 이용해 노폐물을 밖으로 내보내려 하는데 이것이 바로 발진이다. 두드러기, 습진, 건선, 종기, 옹증(장부나 피부 등이 곪는 증상) 등 모든 화농진은 몸 밖으로 배출된 노폐물이다.
>
> –이시하라 유미, 《면역력 슈퍼 처방전》

> 무엇보다 혈류를 개선해 과민 반응을 유발하는 물질을 몸 밖으로 내보내는 것이 중요하다. 피부에 나타나는 염증은 몸속에 쌓인 독소를 스스로 씻어 내려는 몸의 자연스러운 반응이므로 되도록 약을 끊고 몸을 따뜻하게 하여 배설을 도와야 한다.
>
> –후쿠다 미노루(일본 자율신경면역치료연구회 이사장)

아토피 피부염을 고치려면 우선 오염된 혈액을 맑게 하여 혈액순환을 원활하게 하는 것이 중요하다. 수소는 활성산소와 독소로 오염된 혈액을 맑게 해 주는 역할을 하며, 이렇게 깨끗해진 혈액은 각종 노폐물이나 독소를 외부로 잘 배출할 수 있다. 혈액순환이 촉진되면서 산소와 영양분이 체내 말단까지 잘 공급되고 대사와 면역 조절 능력이 개선되어 아토피 피부염은 물론 건선, 습진 등의 난치성 피부염도 호전될 수 있다.

혹자는 피부가 약산성이기 때문에 약산성 물이 좋다고 말하지만 아토피 피부염의 가장 큰 적은 바로 활성산소다. 피부층에서 과도하게 발생한 활성산소로 인해 피부 세포가 손상을 입는 것이기 때문이다. 따라서 수소수로 씻거나 피부에 바르면 마시는 것보다 더 빨리 피부에 침투되어 활성산소를 제거하고 가려움증 완화 및 피부 진정에 도움이 된다. 수소수는 입자가 매우 작아서 빠르게 흡수되므로 피부에 직접 사용하면 아토피 피부염 개선에 더욱 효과적이다.

아토피 피부염을 고치기 위해 오랫동안 수많은 방법을 시도

했지만 아직 성공하지 못했다면 물을 바꿔 보기 바란다. 수소수를 마시고 수소수로 닦는다면 아토피 치료에 도움이 될 것이다.

**아토피 피부염 환자를 위한 수소수 사용법**

① 수소수를 매일 마신다(가능한 한 수소수를 음용수로 한다).
② 목욕을 마치고 나서 수소수로 몸을 닦는다.
③ 피부염이 심할 때는 수소수에 적신 거즈로 습포한다.

다음은 하야시 히데미쯔가 저술한 《물의 혁명 수소 풍부수》에 실린 내용으로, 수소수를 사용해 아토피에서 벗어난 실제 사례다.

### 사례 전신 아토피에서 탈출하다

아토피였던 아들의 증상이 최근 들어 눈에 띄게 개선되고 있습니다. 한 달 전까지만 해도 심각했던 얼굴의 증상이 훨씬 좋아졌고, 붉은 기와 까칠까칠한 것도 많이 좋아졌습니다. 수소 풍부수를 매일 마시고 있으며, 목욕 후에 끼얹는 물로도 사용하고 심할 때는 수소 풍부수에 적신 거즈로 찜질을 하는 등 열심히 하고 있습니다. 등에 약간의 가려움을 호소하기도 하지만 눈으로 보기엔 아주 깨끗합니다. 아직 몇 군데 신경 쓰이는 부분이 있지만 2개월 만에 이렇게 개선되었다는 게 꿈만 같습니다. 얼굴의 아토피가 번져서 매일 입술에서 진물이 났는데, 남자아이지만 자기 얼굴이 그런 게 보기 싫은지 거울도 잘 안 봤었거

든요. 그런데 요즘엔 거울을 들여다보곤 합니다. 하루가 다르게 원래 피부로 돌아가고 있다는 느낌입니다. 아토피인 분들은 하루빨리 수소풍부수를 만나 저희처럼 개선되기를 기원합니다. (H 씨, 43세 여성, 야마가타)

수소수가 아토피에 효과가 있다는 것을 증명한 논문도 발표되고 있다. 약품을 통해 아토피를 유발시킨 쥐에게 수소수를 3개월간 마시게 한 결과, 염증성 사이토카인의 값이 비교군보다 현저하게 줄어들었다는 것이다. 또한 수소수를 마신 쥐는 일반 물을 먹은 쥐보다 항산화 효소인 글루타티온 페록시다아제의 분비가 촉진된 것으로 나타났다.

그리고 수소수 섭취 그룹은 혈청 총 면역 글로불린 E(IgE)의 수치도 현저하게 감소했다. IgE는 체내 알레르기 지수의 지표로서 IgE가 높다는 것은 우리 몸으로 들어오는 항원(알레르기의 원인)이 많다는 의미다. 알레르기를 일으키는 항원이 몸에 많이 들어올수록 그 항원을 제거하기 위해 IgE를 더 많이 내뿜게 된다. 알레르기가 일어날수록 IgE가 더 많이 생산되는 것이다. IgE가 체내 특정 세포와 결합할 때 히스타민이 발생하며, 혈관이 확장되면서 히스타민으로 인한 두드러기, 기관지 수축, 콧물 분비와 같은 알레르기 증상이 일어난다. 따라서 아토피 환자도 혈액의 IgE가 증가한 경우다.

수소수 섭취로 IgE 수치가 감소한 것은 알레르기 수치가 감소한 것을 나타내며, 이는 아토피 증상도 완화되었다는 것을 의미한다. 이를 통해 수소수가 아토피 쥐의 면역 조절에 관여해 아토피 피부염을 억제한다는 것을 알게 되었다. 이 연구에서는 수소수가 아토피 피부염의 안전한 치료법이 될 것으로 기대했다.[43]

수소수는 집 진드기로 인한 아토피 피부염에도 효과가 있다고 한다. 한 연구에서 집 진드기 알레르겐*으로 유도한 아토피 피부염 쥐를 두 그룹으로 나눠 25일간 한쪽은 수소수를 마시게 하고 또 한쪽은 일반 물을 마시게 한 후 비교했다. 그 결과, 수소수를 마신 그룹은 혈청 염증성 사이토카인과 면역 세포의 알레르기 염증 관련 사이토카인이 의미 있게 감소했다. 이런 결과는 수소수 음용이 면역 세포의 알레르기 반응을 개선해 알레르기성 아토피 피부염 회복에도 도움이 될 수 있음을 보여 준다.[44]

일본 이리에병원의 이리에 박사는 수소수를 가지고 아토피 피부염 관련 임상 시험을 하여 다음과 같은 결과를 내놓았다.

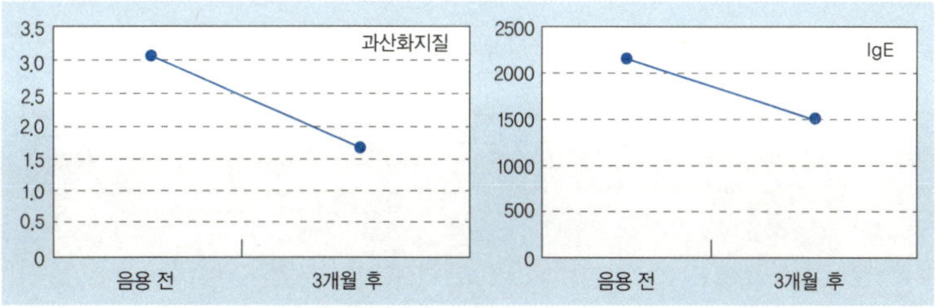


수소수 음용 후 아토피 환자의 과산화지질과 IgE 변화

* 알레르겐(allergen) : 알레르기성 질환의 원인이 되는 항원

이 임상 시험에서는 아토피 피부염 환자에게 3개월 동안 수소수를 330mL씩 하루에 세 번 마시게 하고 lgE와 과산화지질 수치를 비교했다. 실험자인 25세 여성은 소아 때 발병한 아토피 피부염이 주로 얼굴, 팔, 배, 무릎에 있었다. 앞의 그래프에서 확인할 수 있듯이 수소수를 마신 지 3개월 후 수치가 뚜렷하게 내려갔으며 겉으로 보기에도 나아졌다고 한다. 이런 결과를 통해 이리에 박사는 수소수가 아토피 피부염을 억제한다고 말한다.

## 08 수소수로 실명의 위기에서 벗어나다

당뇨나 대사 질환에 걸리면 혈액순환에 문제가 일어나 모세혈관이 모여 있는 눈에도 이상이 생긴다. 한편 혈액을 맑게 하는 수소는 혈액순환을 원활하게 해 줌으로써 안질환을 개선하는 데 효과가 있다. 안질환도 근본적으로는 활성산소에 의해 발생한다. 따라서 수소의 항산화 기능은 안질환을 개선하는 기본 원리가 된다. 이에 관해 좀 더 자세한 연구 결과들이 있다.

시신경 장애를 가진 쥐에게 수소를 넣은 생리식염수를 2주간 투여하고 망막신경절 세포를 조사한 결과, 망막신경절 세포의 생존율이 일반 생리식염수를 투여한 그룹보다 상당히 높았다. 그리고 망막신경절 세포의 아포토시스도 수소 생리식염수를 투여한 그룹이 비교군보다 더 적었으며, 활성산소에 의한 손상 정도를 나타내는 말론디알데히드* 수준도 수소 생리식염수를 투여한 그룹이 훨씬 낮았다. 플래시 시각유발전위(FVEP) 및 동공 빛 반사(PLR) 평가에서도 수소 생리식염수를 투여한 그룹의 시신경 기능이 더 나은 것으로 나타났다. 이런 결과는 수소가 망막신경절 세포를 보호하고, 시신경이 손상된 후 시각 기능을 유지하는 데 효과가 있음을 의미한다.[45]

수소수 점안액이 망막을 보호하는지 실험한 연구도 있다. 안

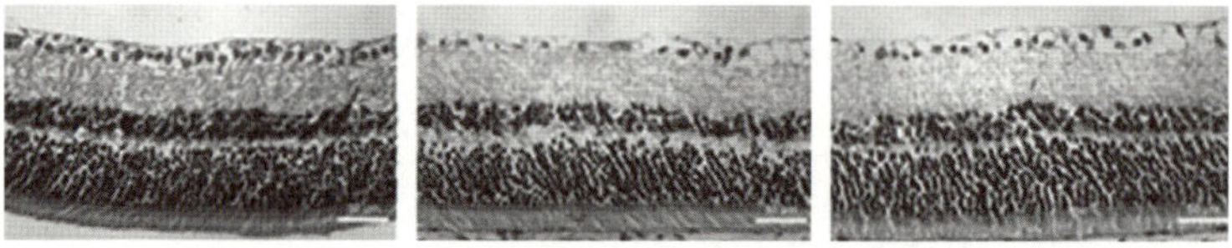

모의 대조군 | 위약 처리군 | 수소 생리식염수 처리군

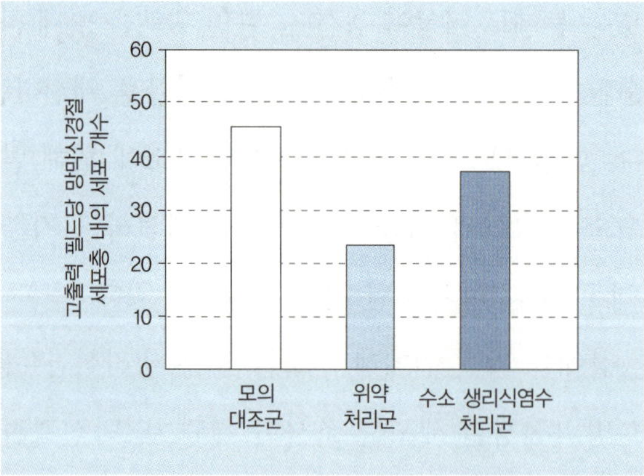


* 말론디알데히드(malondialdehyde, MDA) : 활성산소와 지질이 결합해 일어나는 과산화 반응의 결과물이다. 말론디알데히드는 반응성이 높아 다른 생체 물질의 기능을 방해하기 때문에 매우 유해하며, 생체 내의 활성산소에 의한 손상 정도를 측정하는 지표가 된다.

압의 상승이 망막의 허혈-재관류를 일으켜 시신경이 손상되는데, 이때 수소수 점안액으로 망막의 시신경을 보호할 수 있는지 살펴봤다. 쥐의 안압을 60분간 상승시켜서 망막의 허혈 상태를 인공적으로 만들고, 허혈-재관류가 일어나는 사이 눈의 표면에 수소 기체를 포화시켜 만든 수소수 점안액을 연속적으로 점안했다. 그리고 하루 뒤에 망막상의 아포토시스를 측정하고, 1주일 뒤에는 망막의 두께를 재서 손상 정도를 측정했다.

그 결과, 수소수 점안액을 연속적으로 점안했을 때 유리체*의 수소 농도가 즉시 상승하고 허혈-재관류로 발생한 하이드록실 라디칼의 양이 감소했다. 또한 망막의 아포토시스와 산화 스트레스 지표 양성 세포의 수가 줄어들었다. 그리고 안구 회복에 중요한 신경교 세포가 활성화함으로써 망막이 얇아지는 망막 장애를 막아 망막의 두께가 70%까지 회복되었다. 결과적으로 수소수 점안액은 급성 망막 허혈-재관류에 대해 신경 보호 및 항산화작용을 하여 매우 유용한 치료법으로 밝혀졌다.[46]

수소 생리식염수는 백내장을 억제하기도 한다. 아셀렌산나트륨으로 백내장을 유발한 쥐에게 수소 생리식염수를 복강 내 투여하고 수정체를 추출해 여러 항산화 효소의 활성을 측정했다. 그 결과, 수소 생리식염수를 투여한 그룹의 수정체 혼탁이 비교

* 유리체(vitreous body) : 안구 내용물 중 가장 큰 부피를 차지하는 구조물로서 안구 중심부의 공간을 채우며 투명한 젤 형태다. 앞쪽으로는 수정체, 모양체 소대, 모양체가 닿아 있고 뒤쪽으로는 망막과 시신경유두가 닿아 있다. 안구의 구조를 유지하는 데 중요한 역할을 하며, 투명하기 때문에 동공을 통해 들어온 빛이 망막까지 도달할 수 있다. (서울대학교병원 신체기관 정보)

군보다 억제되었으며, 항산화 효소들의 활성도가 상승하고 산화 지표는 감소한 것으로 나타났다. 이 연구 논문은 수소 생리식염수가 수정체 내의 항산화 효소 등을 유지·보호함으로써 수정체를 혼탁하게 하는 과산화지질을 억제해 백내장을 방지할 수 있다고 결론 내렸다.[47]

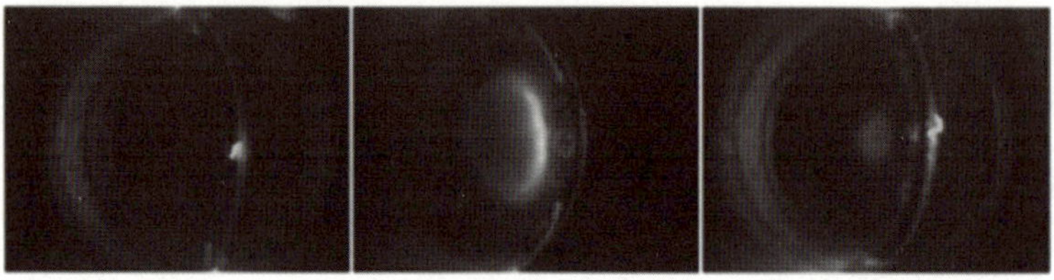

식염수만 투여 | 아셀렌산나트륨만 투여 | 아셀렌산나트륨과 수소 생리식염수 투여

생후 26일 된 쥐의 렌즈 혼탁

직사광선과 같은 강한 빛에 노출되면 망막에 활성산소가 과다하게 발생하면서 망막이 손상된다. 이때 빛에 의한 망막의 상해는 활성산소가 주된 원인인 것이다. 수소수는 이처럼 강한 빛으로 인한 상해를 예방하고 복구하는 데 도움을 줄 수 있다.

2013년 중국 제4군사대학 우주연구센터에서는 쥐의 망막에 강한 LED 빛으로 상해를 일으킨 후 수소 생리식염수를 복강에 투여하고 조사했다. 그 결과, 수소 생리식염수를 투여한 쥐들은 일반 물을 투여한 대조군보다 예방 및 개선 효과가 높게 나타났다. 이를 통해 수소 생리식염수가 강한 빛에 의한 망막의 상해를 예방·개선하는 데 도움이 된다는 것을 알 수 있다.[48]

# 09 난청 질환을 치유하는 수소

청각 기능에서 가장 중요한 것은 바로 유모세포다. 사람의 달팽이관에는 2만여 개의 유모세포가 있는데, 이는 노화, 심한 소음 노출, 유전적 결함, 약물 부작용, 염증 등으로 손상될 수 있다. 한 번 손상된 유모세포는 재생이 불가능하기 때문에 돌이킬 수 없는 청각 손실을 입게 되며, 심할 경우 완전히 청력을 잃을 수도 있다. 전문가들은 난청과 청각 상실의 60~90%가 유모세포 손상에서 비롯된다고 추정하고 있다.

그런데 수소수가 활성산소로부터 청각 유모세포를 지킨다는 연구 결과가 있다. 달팽이관의 손상으로 인한 난청은 일반적으로 노화, 유전 질환, 소음에 의한 외상, 독성 약물 등에 기인한다. 달팽이관 손상의 기본 메커니즘은 아직 분명히 밝혀지지 않았지만, 지금까지의 연구는 달팽이관 세포의 손상으로 인한 신경성 난청에 활성산소가 연관됨을 보여 준다. 활성산소는 병원균 침입에 대항하는 유익한 역할을 위해 생성되기도 한다. 하지만 활성산소는 DNA를 파괴하고 지질과 단백질에 상당한 손상을 일으킨다.

활성산소는 노화, 소음 외상, 약물의 독성에 의한 청각 유모세포의 퇴행에 중요한 영향을 미친다. 이 연구에서는 활성산소로 야기되는 청각 유모세포의 장애를 수소가 보호하는지 조사했다. 배양된 청각 상피세포에 활성산소를 생성시킨 후 수소의 효과를 살펴봤는데, 수소가 포화된 배양지에서는 활성산소가 저하되고 지질의 과산화가 감소하면서 세포의 생존율이 상승했다. 이와 같은 결과는 청각 유모세포가 활성산소에 노출되더라도 수소가 청각 유모세포를 보호해 줄 수 있음을 나타내는 것이다.

오랫동안 큰 소음에 노출되면 일시적인 난청이 올 수 있는데 이런 난청을 치료하는 데도 수소수가 도움이 된다. 한 연구에서는 기니피그를 보통 물 투여 그룹과 수소수 투여 그룹으로 나눠 각각 투여 3시간 전에 크고 높은 음역대의 소음(115dB)을 들려주고 14일간 관찰했다. 그 결과, 수소수를 마신 그룹의 청력이 보통 물을 마신 그룹보다 현저히 개선되었으며, 회복기에 있어서도 수소수를 마신 그룹은 이음향방사(DPOAE)의 입출력 성장 기능이 큰 폭으로 증강되었다. 이는 수소가 청각 유모세포의 기능 회복을 촉진해 소음으로 인한 일시적인 청력 유실을 개선할 수

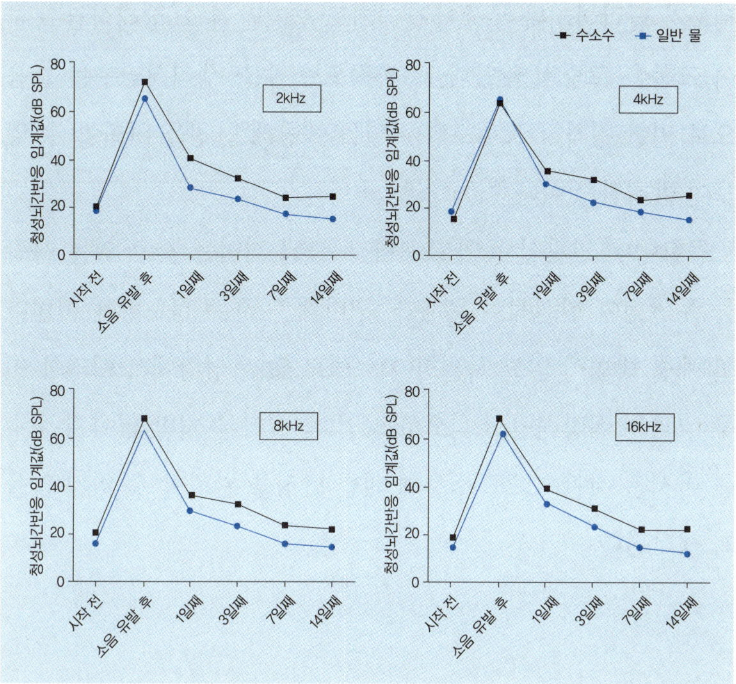


일반 물 및 수소수를 투여한 기니피그에게 소음을 들려주고 1일, 3일, 7일, 14일 후 측정한 청성뇌간반응 임계값

있음을 밝힌 연구 결과다.[49]

이와 비슷하게 강한 소음으로 난청을 유발한 기니피그에게 수소 생리식염수를 주사로 투여하고 달팽이관 장애에 대해 조사한 실험이 있다. 여기서는 115dB SPL, 4,000±100Hz(4시간)의 강한 소음을 기니피그에게 들려줬다. 실험 결과, 수소수 생리식염수를 투여한 그룹의 청력이 일반 생리식염수를 투여한 그룹이나 아무것도 투여하지 않은 그룹보다 개선된 것으로 나타났다. 또한 일반 생리식염수 투여 그룹의 기니피그는 대부분 청각 유모

세포가 탈락하거나 부종이 생기기도 했지만 수소 생리식염수 투여 그룹은 그렇지 않았다. 결론적으로 수소 생리식염수는 소음으로 인한 청각 유모세포의 사멸을 예방해 난청을 완화할 수 있음이 밝혀진 것이다.[50]

공항이나 기관실 등의 소음에 노출된 직업을 갖고 있는 사람들은 난청이 현실적인 문제다. 귀마개를 하는 정도밖에 이렇다 할 예방 방법이 없고 특별한 치료법도 없는 상황에서 이러한 연구 결과는 희망적인 소식으로 보인다. 별다른 처방 없이 수소수를 마시는 것만으로도 소음에 의한 난청을 완화할 수 있지 않을까 생각된다.

# 10 류머티즘, 관절염을 개선하는 수소

류머티즘의 발생 원인에 대해 아직 명확히 밝혀진 바가 없지만 일반적으로 자가면역 질환으로 보고 있다. 자가면역 질환이란 흥분한 면역 항체(백혈구)가 자신의 건강한 세포나 기관, 조직을 병원체나 바이러스로 잘못 인식해 공격하는 병을 말한다.

> 류머티즘은 관절을 비롯한 근골격계에 생기는 각종 질병을 통틀어 일컫는 말이다. 여기에는 류머티즘 관절염 외에도 골관절염, 퇴행성 관절염, 강직성 척추염, 건선관절염, 통풍 루푸스, 경피증, 피부근염, 다발성근염, 쇼그렌 증후군, 베체트병, 혈관염, 골다공증, 섬유근육통 등 100가지가 넘는 질병이 포함된다.
>
> –가천대학교길병원 건강 칼럼 〈류머티즘이 뭔가요?〉

면역계의 이상으로 간주되는 자가면역 질환은 아토피, 루푸스, 베체트병 등 80가지가 넘지만 지금까지 그 원인이 밝혀지지 않았다. 사정이 이렇다 보니 원인을 치료하는 것이 아니라 대증요법으로 관리만 할 뿐이다.

자연치유 학자로 유명한 미국의 하비 다이아먼드 교수는 자가면역 질환이라는 것 자체가 어처구니없는 이론이라고 주장한다. 현재 주류 의학에서 말하는 자가면역 질환은 우리 몸을 보호하는 항체(백혈구)가 '어떤 것'에 속아 자신이 보호해야 할 건강한 세포를 공격함으로써 그것이 염증의 원인이 되고, 그 염증이 다시 심각한 질병으로 발전한다는 것이다. 이에 대해 하비 교수는 항체를 속이는 그 '어떤 것'을 지금까지 아무도 밝혀내지도, 찾아내지도 못했다면서 자가면역 질환이라는 가설은 순전히 추측이나 가공의 소설이라고 일축한다.[51]

하비 교수가 이렇게 밝히는 것은 잘못된 진단이 잘못된 처방으로 이어지고 이로 인해 치료되기는커녕 오히려 약 부작용만 커질 수 있기 때문이다. 실제로 자가면역 질환이라는 전제로 생긴 여러 가지 치료 요법 때문에 심각한 약 부작용으로 고생하는 경우가 의외로 많다. 과거에는 옳은 줄 알았던 이론이 의학의 발전으로 틀린 이론으로 밝혀지면서 그에 따른 처방이 폐기되기도 한다. 이처럼 현대 의학이 제대로 못 밝히고 있는 질병은 부지기수다.

최근 발표된 연구 결과에 따르면 류머티즘이나 관절염 등도 활성산소종과 깊이 관련된 것으로 여겨진다. 이 중에서도 하이드록실라디칼의 영향이 가장 큰 것으로 보이는데, 수소만이 이를 제거할 수 있으므로 이에 대한 연구가 진행 중이다.

관절염의 일종인 변형성 관절증 환자의 경우, 관절 내에 혈관 확장 물질인 산화질소가 증가하는 것으로 밝혀졌다. 산화질소와 나이가 듦에 따라 증가되는 슈퍼옥사이드가 결합하면 퍼옥시나이트라이트(과산화질소)라는 나쁜 활성산소가 생성된다. 또한 증가한 슈퍼옥사이드를 처리하지 못하면 관절 내의 중금속과 반응해 하이드록실라디칼도 증가하게 된다.

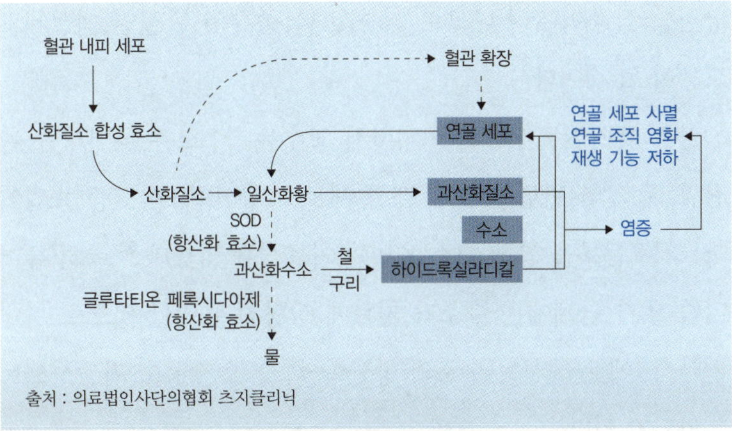


관절연골의 열화와 활성산소

일본 츠지클리닉의 츠지 원장은 이 두 가지 독성 활성산소가 다음과 같은 관절연골 악화의 중심이 되는 현상을 일으킨다고 말한다.

① 연골 세포의 파괴
② 연골 조직의 변성
③ 염증 반응의 증강

류머티즘의 치료 목표는 전신의 염증을 조절해 낮추는 것이며, 이에 따라 증상이나 건강 상태가 개선되기도 한다. 염증성 사이토카인을 표적으로 하는 면역 억제 요법은 류머티즘 관절염의 극적인 변화를 가져오기도 하지만 또한 부작용을 초래한다. 최근 류머티즘 환자에게 기존의 치료법과 수소를 함께 사용하면 매우 유효하다는 사실이 보고되었다. 앞서 설명했듯이 수소는 항염증 작용이 뛰어나므로 염증의 한 종류인 관절염 개선에도 도움이 될 것이다.

일본 홋카이도대학의 이시바시 교수는 〈수소는 류머티즘 관절염 및 그와 관련된 병에 대한 새로운 항산화·항염증 요법이다〉라는 논문을 통해 수소 요법의 가능성을 밝혔다.[52] 특히 류머티즘 초기 단계에는 수소가 치료에 상당히 유익할 것으로 기대된다. 이에 관해서는 수소의 항산화·항염증 작용이 가능성으로 논의되고 있다.

또한 이시바시 교수는 고농도 수소수를 류머티즘 환자에게 직접 마시게 한 임상 시험도 시행했다. 류머티즘 환자 20명에게 4~5ppm의 고농도 수소 함유수*를 매일 530mL씩 4주간 마시게 했다. 먼저 4주간의 안정 기간을 거친 다음 4주간 고농도 수소수

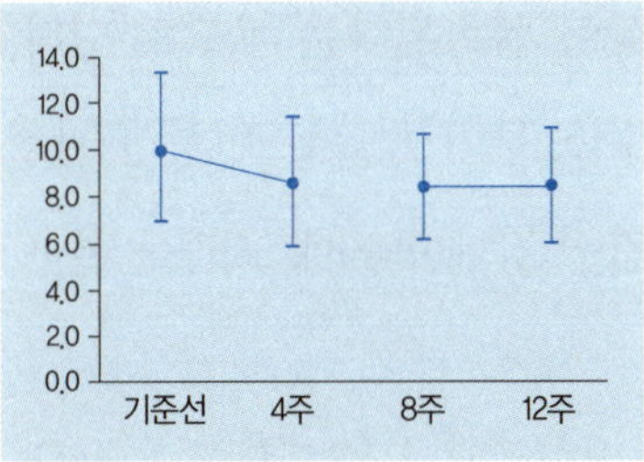


기준선 및 4주, 8주, 12주 후의 8-OHdG 소변 : 오차 막대는 18명의 측정에 대한 평균과 표준편차를 나타낸다.

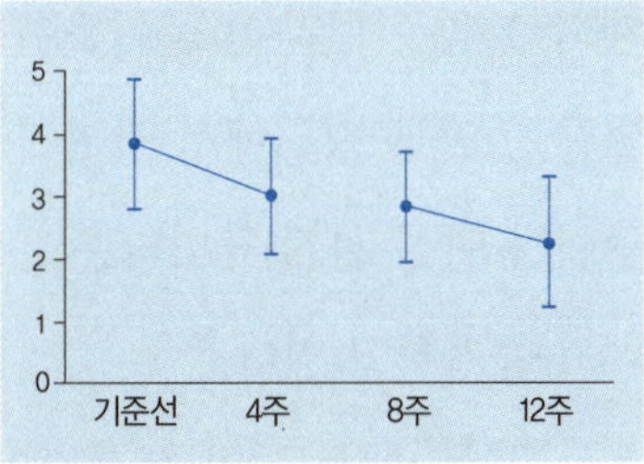


기준선 및 4주, 8주, 12주 후의 DAS28 수치(질병 활성도를 보는 종합적인 방법) : 오차 막대는 20명의 측정에 대한 평균과 표준편차를 나타낸다.

를 마시게 하고 소변의 활성산소도를 측정했다.

4~5ppm의 고농도 수소수는 인체의 수소 포화 농도를 물속의 최대 수소 포화 농도인 1.6ppm보다 더 높이는 것으로 보였다. 처음 4주간에는 활성산소 지표와 질병 활성도가 크게 감소했으며, 다음 4주간에는 염증 반응 물질인 CRP(급성 염증, 감염의 표지자인 C 반응성 단백 농도에 대한 검사)가 한층 더 감소했다. 발병한 지 1년이 안 된 초기 류머티즘 환자의 경우에는 분명한 개선이 나타났고, 그중 4명은 임상 시험 종료 시 증상이 완전히 없어졌다. 이시바시 교수는 고농도 수소수가 하이드록실라디칼 소거 작용을 통해 류머티즘 환자의 산화 스트레스를 억제함으로써 증상을 개선한다고 결론 내렸다.[53]

류머티즘 환자에게 링거로 수소 식염수를 투여하면 산화가 억

* 수소는 상온에서 1.6ppm이 최대 용존량인데 이 논문에서는 4~5ppm이라고 했다. 어떤 원리로 4~5ppm의 수소를 용존시킬 수 있었는지는 논문에 나와 있지 않다.

제되고 염증 반응이 줄어들어 증상이 완화된다는 보고도 있다. 일본의 일부 병원에서 장기적인 수소 투여 치료로 변형성 관절증이나 만성 관절 류머티즘 등의 간접 장애(통증)에 효과를 본 사례가 증가하고 있다.[54]

우리나라에서도 많은 사람이 류머티즘으로 고생하고 있는데, 수소 치료 요법에 대한 지속적인 연구와 임상 시험으로 국내 병원에서도 수소를 통한 치료가 시작되기를 바란다. 물론 그때까지 기다릴 것 없이 당장 수소수를 마셔도 좋을 것이다. 수소수 섭취는 부작용의 걱정 없이 바로 시작할 수 있는 치료 요법이기 때문이다.

# 11 우울증, 자폐증에도 유효한 수소

수소는 정신 질환에도 효과를 보인다고 한다. 관련 논문은 수소가 일명 정신분열증이라고 하는 조현병, 조증과 울증을 동시에 보이는 조울증에 효과가 있다고 밝혔다. 심지어 자폐증에도 효과가 있다고 하니 놀랄 만한 일이다.

실제로 수소를 통해 우울증 등의 정신 질환이 개선된 사례가 있다. 이는 수소의 전자 보급과 독성 활성산소 제거 능력이 부교감신경을 활성화해 심리적 안정을 이끈 것으로 보인다. 전자[電子]는 심신을 편안하게 해 주는 부교감신경을 활성화해 스트레스나 불안감을 해소함으로써 기분이 안정되게 한다.

분자수소의 신경생물학적인 효과와 조울증 및 조현병 치료 가능성에 대한 연구 논문에서는 조울증과 조현병이 산화 스트레스, 염증의 증가와 관련된다고 밝혔다. 실제로 조울증 치료에 주로 쓰이는 리튬 제제는 산화 스트레스나 세포의 아포토시스 경로에서 작용한다고 한다. 또 발프로산과 몇 가지 항정신 제제(조현병 치료약)도 같은 경로에서 작용한다.

수소는 저산소 뇌병증이나 신경변성 장애 등의 질환에도 효과가 있었으며, 파킨슨병과 같은 신경 장애의 경우에는 임상 시험 등에서 흥미로운 결과를 보였다. 수소는 항아포토시스, 항염증, 항산화 등 다양한 작용으로 이런 질환을 개선하는 것이다. 따라서 수소는 조울증, 조현병을 비롯해 산화, 염증, 아포토시스의 이상으로 발생하는 여러 질환의 새로운 치료법이 될 가능성이 있다고 이 논문은 주장하고 있다.[55]

수소가 자폐증에 유효한지를 검토한 한 연구에서는 운동과 간헐적 락툴로오스의 투여에 의한 수소의 생산으로 자폐증 증상이 개선될 수 있다고 밝혔다. 이 연구진은 자폐증 신경생물학에 산화 스트레스가 중요한 역할을 한다고 보았다.

여러 연구 논문을 통해 자폐증을 앓고 있는 아이들에게서 산화 스트레스가 크게 증가하는 경우를 많이 볼 수 있다. 자폐증은 신경 발달 장애에 의한 것으로, 자폐증 환자들은 보통 사람들보다 산화 스트레스가 더 많이 나타난다고 한다. 그리고 자폐증의 일부 증상은 산화 스트레스에 의해 발병된다고 한다. 따라서 수소의 항산화작용이 자폐증 치료에 도움이 될 것으로 보인다.

또한 수소가 자폐증의 일부 증상을 감소시킬 수 있다는 논문이 최근 발표되기도 했다. 이 논문에서는 인공 합성되는 락툴로오스라는 당이 장내 세균에 작용해 수소 가스를 생산하므로 이를 통해 자폐증 환자의 잦은 변비 문제와 뇌의 산화 스트레스 문제를 해결할 수 있으리라 예상했다. 결과적으로 수소수와 락툴로오스의 간헐적 투여가 자폐증을 경감할 수 있다고 내다봤다.[56]

## 쉬어 가는 이야기

# 수승화강을 도와주는 수소

한의학에서는 인간의 가장 이상적인 건강 상태가 수승화강(水昇火降) 상태라고 말한다. 명상이나 단전호흡을 하는 수행 단체에서도 이런 수승화강 상태가 육체적으로는 수행에 정진할 수 있는 건강한 신체를 만들고 정신적으로는 깊은 몰입 상태를 만들어 깨달음을 얻는 데 반드시 필요한 조건이라고 본다.

수승화강은 한자를 그대로 풀이하면 수(水) 기운인 찬 기운이 위로 올라가고 화(火) 기운인 뜨거운 기운이 밑으로 내려가는 것을 말한다. 머리를 시원하게 하는 수기(水氣)가 가슴에서 심장의 화기(火氣)를 만나면 심장의 화기는 흉곽 가운데에 위치한 임맥을 따라 아래 복부로 내려가서 장[단전]을 따뜻하게 한다. 즉, 한방에서 말하는 두한족열(頭寒足熱, 머리는 차고 발은 따뜻함)로 배는 따뜻하고 머리는 차가워져서 심신이 가장 편안한 상태를 말한다.

이를 좀 더 구체적으로 설명하면, 수승화강 상태에서는 아랫배가 따뜻하고 내장 기능이 왕성해져서 몸에 힘이 넘치고 유연해지며 입안에 늘 침이 고인다. 또 머리가 시원하고 맑아져서 마음이 편안해진다. 이런 상태에서는 일을 해도 피곤하지 않고 마음에 여유가 생겨 사랑과 자비의 마음이 넘친다고 한다.

> 동양의학에서 심장은 불의 성질인 화(火) 기운이고 신장은 물의 기운인 수(水) 기운인데, 수 기운은 위로 올라가서 심장을 윤택하게 하고 화 기운은 아래로 내려가서 신장을 다스려야 건강을 유지할 수 있다고 한다. 이것을 수승화강이라 일컫는다.
>
> – 무애, 《통증 없는 세상 만들기》

그런데 수승화강이 잘되는 상태는 기혈* 순환이 잘되는 상태를 말하며, 기혈 순

* 기혈(氣血) : 장부에 에너지를 공급하는 에너지원을 지칭하는 한의학 용어로, 체내에 흐르는 정미물질을 기(氣)라 하고 소화된 영양 성분과 진액이 결합되어 형성된 것을 혈(血)이라 하는데 이 기와 혈을 함께 이르는 말이다. (네이버 백과사전)

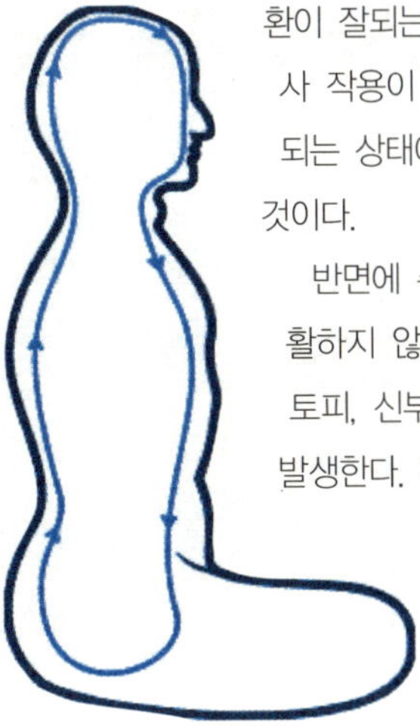
인체의 기 순환도

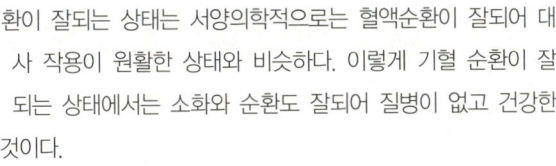

환이 잘되는 상태는 서양의학적으로는 혈액순환이 잘되어 대사 작용이 원활한 상태와 비슷하다. 이렇게 기혈 순환이 잘되는 상태에서는 소화와 순환도 잘되어 질병이 없고 건강한 것이다.

반면에 수승화강이 잘되지 않는 상태, 즉 기혈 순환이 원활하지 않은 상태가 되면 몸에 이상이 생기고 암, 당뇨, 아토피, 신부전증, 심혈관 질환, 뇌혈관 질환 등 각종 질병이 발생한다. 두부와 상체로 뜬 열은 탈모, 혈관 확장, 안구 건조, 변비, 설사를 일으키며, 입이 마르고 침이 쓰고 머리를 아프게 한다. 그리고 소화가 안 되고 속이 더부룩하며, 아랫배와 손발이 차가워지고, 목의 근육이 뻣뻣해지며, 항상 피로감에 시달린다. 정신적으로는 외롭고 초조하고 불안할 수 있다. 이로 인해 고혈압, 중풍, 위장병, 정신 불안 등 몸에 이상이 생기며, 정서적으로는 폐쇄적인 경향, 집착증, 우울증, 자살 충동을 일으키고 참을성과 끈기를 잃게 만든다.

기혈은 기(氣)와 혈(血)을 의미하는데, 여기서 혈은 바로 혈액을 말한다. 동양의학에서는 기의 순환뿐 아니라 서양의학과 마찬가지로 혈액순환도 매우 중요하게 여긴다. 앞에서 여러 번 언급했듯이 수소는 활성산소의 제거 및 산화된 적혈구의 환원을 통해 혈액을 맑게 하여 혈액순환이 원활해지도록 한다. 혈액순환은 기의 순환과 밀접한 관계가 있으므로 혈액순환이 잘되어야 기혈 순환도 잘된다고 볼 수 있다. 따라서 혈액순환이 원활한 것은 기혈 순환이 잘되는 상태를 말하고 이는 수승화강이 잘되는 상태를 나타내기 때문에, 결국 수소는 혈액순환을 원활하게 하여 수승화강 상태를 만드는 데 도움을 주는 것이다.

또한 수소는 2부 말미에서 말했듯이 화기(火氣)에 해당하므로 양기(陽氣)로 볼 수 있다. 따라서 수소는 그 자체가 양기를 담고 있어 수소를 섭취하면 기혈 순환이 원활해질 뿐 아니라 우리 몸에 부족한 양기를 불어넣어 기운을 북돋아 준다. 이 때문에 수소 건강식품이나 수소수를 섭취했을 때 곧바로 활력을 느끼는 사람들도 있는 것이다.

PART 4

# 수소의 놀라운 능력

+

# HYDROGEN WATER

+

# 01 통증을 완화해 주는 수소의 진정 능력

염증의 대표적인 증상은 통증이다. 그동안 통증은 질병에 동반되는 부수적인 것으로 인식되었으나 질병보다도 그에 따른 통증이 더 괴로운 것이 사실이다. 통증은 우리 몸의 위험을 알려 주는 신호다. 당장의 통증을 완화해 주는 진통제는 우리의 뇌와 신경을 속여 통증을 못 느끼게 하는 것이지 통증을 치료해 주는 것이 아니다. 그러나 통증을 완화해 주는 수소의 진정 능력은 진통제의 속성과는 다르다.

1부에서 언급했듯이 마약 진통제로도 듣지 않던 암 통증이 수소를 섭취한 후 완화된 사례가 있다. 지금까지 수소가 다양한 질환에 효과를 나타낸 것은 독성 활성산소인 하이드록실라디칼과 퍼옥시나이트라이트를 제거하기 때문으로 보인다. 그런데 어떻게 통증이 가라앉는 것일까?

통증은 대개 문제가 있는 부위에 활성산소가 과잉 발생하면서 나타난다. 수소는 과잉 활성산소 중에서 산화력이 강한 하이드록실라디칼이나 퍼옥시나이트라이트만 제거해 통증을 완화하는 것으로 보인다. 또한 신호 전달 물질로서의 역할을 통해 산화스트레스를 줄이는 작용을 극대화하는 것으로 추정된다. 따라서 수소는 단순히 진통제의 역할만 하는 것이 아니라 통증 부위의 산화 스트레스를 줄여 질병 치유 작용도 함께 한다고 볼 수 있다. 여러 가지 원인의 통증 가운데 특히 활성산소가 관여된 통증에는 수소가 효과를 발휘하는 것이다.

수소가 모든 통증을 완화하는 것은 아니지만 통증의 기전 대부분에는 활성산소가 자리 잡고 있다. 질병 자체의 통증뿐만 아니라 항암 치료나 수술 등의 치료 과정에 따르는 통증에도 산화스트레스가 있다. 따라서 치료 과정 중에 수소 발생 식품이나 수소수 등을 섭취하면 통증이 완화되고 염증 반응 개선에도 도움이 된다.

신경성 통증, 기타 질병에 의한 통증, 항암 치료나 수술 등의 치료 과정에서 생기는 통증 등 여러 가지 형태의 통증이 있다. 이 중 난치성 질환인 신경성 통증을 수소가 경감한다는 연구 결과가 있다. 이 연구에서는 신경성 통증의 발병 원인이 산화 스트레스의 과잉 생산이지만 산화 스트레스를 줄이는 항산화제를 복막 또는 척수강 내에 주사하는 치료를 지속하는 것은 적절하지

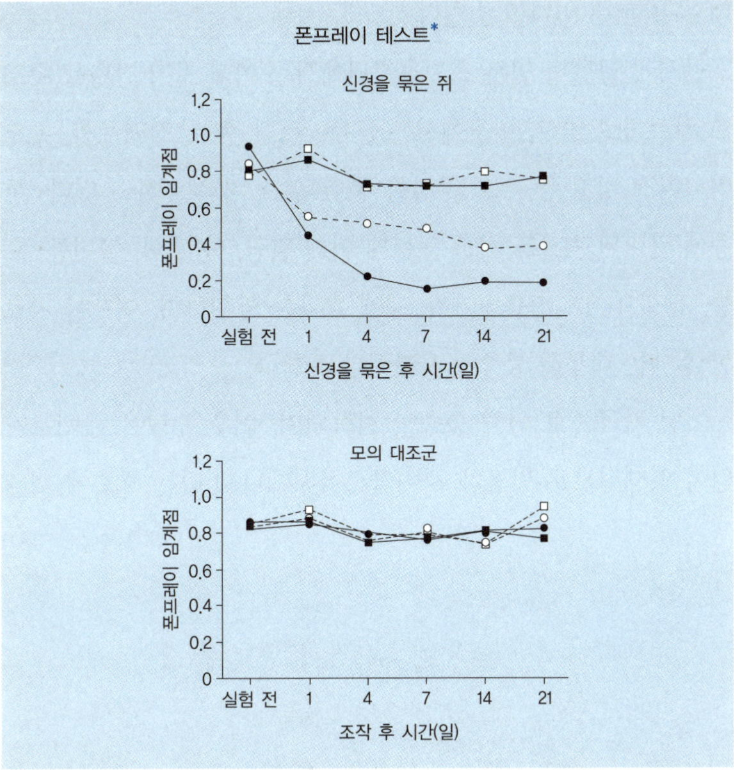


좌골신경 결찰 모델에서 기계적 무해 자극 통증을 억제한 수소 치료

않다고 했다. 좌골신경을 묶어 신경성 통증을 일으킨 쥐에게 수소수를 3주간 마시게 하고 그 효과를 조사했는데, 수소수를 마신 후 통증의 지표가 확실히 경감되었다. 또한 좌골신경을 묶어 발생한 산화 스트레스도 억제된 것으로 나타났다. 이 연구 논문은 결론적으로 수소수 섭취가 임상에서 신경성 통증을 경감하는

* 폰프레이 테스트(von Frey test) : 통증 테스트 중 하나로 독일 생리학자 폰프레이가 고안해 낸 방법이다.

데 유용할 수 있다고 밝혔다.[1]

앞서 언급했던 일본 츠지클리닉에서는 여러 가지 질병을 수소로 치료하고 있다. 이곳에서는 근육·관절 주사, 정맥주사, 수소 마이어스 링거 등 수소 주사를 통한 수소 치료를 하고 있다. 통증에 관련된 치료도 하고 있는데 어깨 결림, 목 결림, 불면증, 요통, 관절통(어깨, 무릎, 고관절) 등에 효과를 발휘하며, 어깨를 치료한 후에는 대부분 통증이 사라진다고 한다.

어떤 자극으로 인해 통증이 시작되며, 이후 수많은 사이토카인이 연쇄적으로 반응해 사이클로옥시게나제*라는 효소에 의해

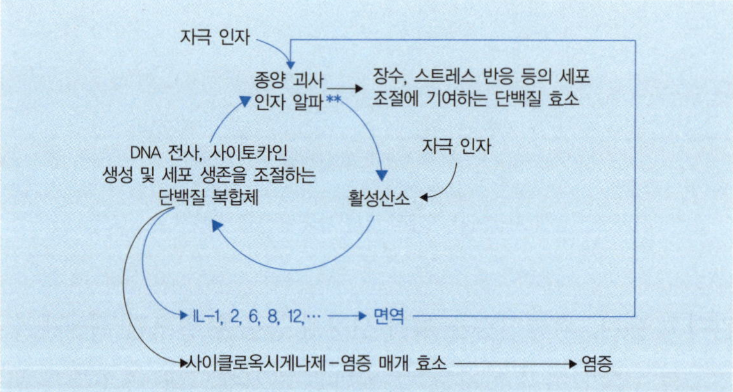

출처 : 의료법인사단의협회 츠지클리닉

염증이 일어나는 과정

* 사이클로옥시게나제(cyclooxygenase, COX) : 프로스타글란딘 합성의 1단계를 촉매하는 옥시게나제로, 아라키돈산에 2분자의 산소를 도입해 프로스타글란딘 G2를 거쳐 H2를 합성한다. 프로스타글란딘 엔도페록시드 신타아제라고도 한다.

** 종양 괴사 인자 알파(tumor necrosis factor-alpha, TNF-$\alpha$ 또는 TNF) : 염증 반응에 포함되고 급

염증성 물질이 방출되고 염증으로 확산된다. 그리고 이것을 지각신경이 감지하는 것이 바로 통증이다.

일반적인 진통 치료는 마취, 소염진통제 투여, 스테로이드 투여로 나뉜다. 이 가운데 마취는 염증 반응 자체를 치료하는 것이 아니라 단지 통증을 느끼지 못하게 할 뿐이다. 그리고 스테로이드나 소염진통제의 상당수는 염증을 전달하는 사이클로옥시게나제를 억제해 신호 전달 물질인 사이토카인의 반응이 염증성 물질 방출로 연결되지 않도록 하여 잠시 염증을 멈추게 하는 것이다.

한편 수소는 이와 완전히 다른 형태로 소염진통 작용을 발휘하는 것 같다고 츠지 원장은 말한다. 간단히 말해 염증은 '사이토카인→사이클로옥시게나제→염증성 물질'이라는 과정에 의해 발생하는데, 이때 염증의 증폭 작용 같은 것이 있다. 그리고 여기에 활성산소가 크게 관련된 것으로 보고 있다. 츠지 원장은 수소를 근육, 관절 등의 환부에 투여하면 약한 통증이 따뜻한 느낌 정도로 급격하게 감소한다고 밝혔다. 단, 염증을 일으킨 근본 부위가 아닌 경우에는 아무것도 느껴지지 않는다고 한다.

수소 치료의 큰 장점은 부작용이 전혀 없다는 것이다. 소염진통제와 같은 약물은 염증을 억제함과 동시에 종종 면역 억제, 내분비 억제 등의 부작용을 초래하지만, 수소는 사이토카인, 사이

---

성기 반응의 구성원인 사이토카인이다. 주로 활성화된 대식 세포에 의해 분비되며 보조 T 세포, 자연살해 세포, 뉴런 등의 다양한 세포에서도 분비된다.

클로옥시게나제, 매개 물질에 직접 작용하지 않기 때문에 부작용이 없다. 수소 치료를 개발해 나가는 과정에서 투여 방법, 투여량, 투여 부위 등에 따라 그 작용이 크게 다르지만 수소의 진통 작용은 점점 강해지고 있다고 츠지 원장은 밝혔다.[2]

# 02 수소의 다이어트 효과

식생활이 서구화되면서 비만 인구가 증가하고 있다. 이제 비만은 단순한 영양 과다가 아닌 질병의 문제로 대두되고 있다. 비만은 다양한 원인으로 발생하지만 체내 대사가 잘 이뤄지지 않고 독소가 쌓이는 것이 주요한 원인 중 하나다. 식품 첨가물이나 약제에 포함된 독성 물질은 산화 스트레스를 일으켜 세포를 손상한다. 단백질, 지방 등을 가리지 않고 산화시키는 하이드록실라디칼이 이 같은 세포 손상 작용 기전의 주범이다. 따라서 최근에는 비만 치료에 해독 요법이 널리 시행되고 있다.

물 박사로 알려진 뱃맨겔리지 박사는 물만 잘 마셔도 몸속의 노폐물과 독소가 빠져나가고 대사 작용도 잘 이뤄져 비만을 예방할 수 있다고 말한다. 실제로 물을 잘 마시면 비만 예방에 도움이 된다. 그런데 수소가 함유된 물이라면 강력한 항산화 능력으로 독소의 해를 무력화할 수 있을 것이다.

일본의대의 오타 시게오 박사는 한 인터뷰에서 다음과 같이 말했다. "그동안 수소가 젖산을 억제하고 대사를 올려 활성산소를 억제하는 것에 대해서는 회자되어 왔다. 그 밖에도 땀을 내게 하는 작용이 있어서 피부 미용이나 디톡스(해독) 효과도 기대할 수 있다. 그리고 수소는 과잉 섭취해도 부작용이 없기 때문에 안심해도 된다. 여분의 수소는 호흡기로 배출된다. 다만 주의할 점은 대사가 원활해지면서 땀을 많이 흘리게 된다는 것이다. 땀을 흘리면 체내에서 미네랄도 함께 빠져나가므로 그 보충을 잊어서는 안 된다. 수소는 대기 중에 포함되어 있지 않기 때문에 자발적으로 섭취해야 한다."

츠지클리닉에서 비만이 아닌 다른 질환으로 수소 치료를 받는 환자들은 "최근 살이 빠졌다"는 말을 자주 듣는다고 한다. 이에 츠지 원장은 수소가 체지방을 감소시키는 작용을 한다고 밝혔다. 그는 다음과 같은 작용으로 수소가 체지방을 줄인다고 설명한다.

① 항염증 작용
② 아디포넥틴* 증가 작용

* 아디포넥틴(adiponectin) : 지방세포에서 분비되는 호르몬으로 지방 연소, 혈당 수치 저하에 중요한 역할을 하여 당뇨나 동맥경화증 등을 예방하는 효과가 있다.

비만은 분명히 과잉 섭취 에너지에 의해 발생하지만 이것만으로 해석되지 않는 부분이 있다. 그중 하나가 지방세포의 변화다. 우리 몸은 과잉 섭취된 에너지를 일시적으로 저축하는 기능을 가지고 있으며, 또한 고혈당 당질의 섭취, 당질에 편중된 칼로리, 염증성 지방질의 섭취 등으로 지방세포가 거대해진다. 지방세포는 내부에 지방산이 모이기 시작하면 아디포넥틴을 분비해 균형을 유지하려고 하는데 그 작용은 다음과 같다.

① 지방 연소
② 인슐린 저항성 개선
③ 세포 내 지방산 감소

하지만 거대해진 지방세포에서는 아디포넥틴이 분비되지 않는데, 이는 지방세포에서의 활성산소 증가와 염증 때문으로 보인다. 실제로 염증 및 활성산소량과 아디포넥틴양은 반비례하며, 지방세포에서 활성산소를 제거하면 염증이 줄어들면서 아디포넥틴이 증가한다.

수소는 활성산소 중에서도 강력한 염증 촉진 물질인 하이드록실라디칼을 선택적으로 제거한다. 수소의 탁월한 점은 '도달 장소를 선택하지 않는다'는 것이다. 수소는 혈류를 통해 이동하는 것이 아니라 확산에 의해 이동한다. 고정화된 지방조직(피하조직)에서는 혈액순환과 섭취한 물질의 움직임이 매우 나쁘기 때문에 다른 항산화 물질이 혈액을 통해 지방조직에 도달하기가 쉽지 않다. 하지만 수소는 그와 무관하게 조직에 도달한다. 수소에 의해 체지방이 감소하는 것은 바로 이런 이유 때문일 것이라고 츠지 원장은 말한다.

유명 의학 잡지 〈메디컬 가스 리서치〉에 수소가 지방산의 획득 및 지방 축적을 억제한다는 논문이 실렸다. 이 논문에 의하면 비만은 손상된 자유 지방산 대사와 밀접할 뿐만 아니라 인슐린 저항성 및 염증과도 연관된다는 증거가 많다.

지방 분해의 장애는 지방세포(세포막)의 염증에서 비롯된다. 지방세포의 세포막에 염증이 생기면 지방 및 당 출입의 장애와 결합 수용체의 결함이 발생해 지방세포 내의 지방을 에너지로 사용할 수 없게 된다. 이럴 경우 에너지 대사는 음식 섭취에 의한 에너지 공급과 근육 등의 단백질에서 포도당을 새로 합성하는 데 의지해야 한다. 그리고 지방세포의 세포막은 염증과 산화에 의해 그 기능이 저하된다.

수소는 지방간 및 동맥경화증 시험 모델에서 산화 스트레스를 감소시키고 지질 축적, 포도당과 에너지 대사 등을 개선하는 것으로 알려졌지만 그 기본 분자 메커니즘이 밝혀지지 않았었다. 그러나 이 논문에서는 수소가 항산화·항염증 작용을 통해 세포막을 복구함으로써 지질 대사를 정상화한다고 설명하고 있다. 이를 통해 수소는 지방간이나 동맥경화 등에도 효과를 보이는 것으로 추측된다.[3]

장기간 수소수를 섭취하면 지방산과 당 소비를 촉진하는 간장 호르몬의 발현이 증강해 비만을 줄여 준다는 연구 결과도 있다. 이 연구에서는 렙틴* 수용체가 결핍된 비만 쥐에게 장기간 수소수를 섭취시켰더니 체중과 지방이 조절되고 혈당, 인슐린, 중성지방은 감소한 것으로 나타났다. 이런 효과는 다이어트로 얻을 수 있는 고혈당 억제 효과와 유사한 것이라고 논문은 밝히고 있다. 이와 같은 수소수의 작용을 알아보기 위해 유전자 발현을 조사한 결과, 지방산과 포도당 소비를 촉진하는 간장 호르몬의 발현이 증대된 것을 알 수 있었다. 결과적으로 수소는 에너지 대사를 자극해 비만 및 2형 당뇨, 대사 증후군 등에도 개선 작용을 하는 것으로 나타났다.[4]

지금까지 살펴본 바에 의하면 수소는 지방 분해 장애를 개선해 지질 대사를 회복시키고, 에너지 대사도 개선해 지방산과 포도당 소비를 촉진한다. 따라서 수소수를 꾸준히 마신다면 비만을 예방하고 대사 증후군 등의 질환을 개선하는 데도 큰 도움이 될 것이다.

* 렙틴(leptin) : 지방조직에서 분비되는 체지방을 일정하게 유지해 주는 호르몬으로, 음식물 섭취를 억제하고 에너지 소비를 촉진해 체중을 감소시킨다. 렙틴의 발현은 음식물 섭취 후에 증가하고 공복 시에는 감소하며, 렙틴의 발현이 감소하면 인슐린 저항성을 일으키는 것으로 알려져 있다.

# 03 방사선 피폭의 대책으로 떠오른 수소

방사선 문제는 더 이상 먼 나라의 얘기가 아니다. 일본 후쿠시마 원전 사고로 인해 태평양은 물론이고 지구의 바다 전체가 방사선에 오염되었다. 바다에서 나오는 먹거리 또한 미량이라도 방사선에 오염되었다고 봐도 무방하다. 일상생활에서는 엑스선이나 CT 촬영 등에 의해 방사선에 노출된다. 방사선 피폭은 생각보다 심각하다. 하지만 이에 대해 뚜렷한 대책이 없다는 것이 더 큰 문제다. 이런 가운데 수소가 방사선 피폭의 새로운 대책으로 주목받고 있다.

오타 시게오 박사는 후쿠시마 원전 사고가 일어났을 때 수소수를 마셔서 미토콘드리아를 살리자는 주장을 했다. 방사선 피폭이 무서운 이유는 방사선이 인체를 통과할 때 엄청난 양의 활성산소가 발생하기 때문이다. 그중에서도 하이드록실라디칼에 의한 피해가 가장 심각하다. 엄청난 양의 활성산소는 세포를 파괴하고 사멸시킴으로써 후유증을 넘어 죽음에까지 이르게 한다. 그런데 수소는 몸속에 발생한 독성 활성산소를 제거해 세포와 미토콘드리아를 보호할 수 있기 때문에 오타 시게오 박사는 그러한 주장을 했던 것이다.

수소가 고선량의 방사선을 방어하는 효과가 있다는 결과를 발표한 연구 논문이 있다. 이 연구에서는 쥐에게 7그레이의 방사선을 쏘였는데 이는 인간에게 7,000밀리시버트에 해당하는 양으로, 인간이라면 거의 100% 사망하는 수준이다. 30일 후 일반 물을 먹은 쥐는 10%만 생존했지만 수소수를 먹은 쥐는 80%가 살아남았다.

방사선을 쬐면 심장의 펌프 기능이 손상되어 만성 심장 질환으로 진행된다고 알려져 있다. 그러므로 이 연구에서는 특히 방사선에 의한 심장 기능 이상을 자세히 연구하면서 수소수가 심장 보호 효과가 있는지를 살펴봤다. 그 결과, 방사선으로 야기되는 심장 근육의 상해가 수소수 투여로 예방된다는 것을 확인했다. 또한 심근의 산화 스트레스 지표가 효과적으로 감소하고, 동시에 심근의 자체적 항산화 능력도 상승했다. 결론적으로 수소수에는 항산화작용에 의한 방사선 방어 작용이 있다는 것이 확인되었다.[5]

방사선에 장기간 노출되었을 때 수소수를 섭취하면 생존율이 높아진다는 사실이 밝혀졌다. 한 연구에서는 4주간 1.75그레이의 방사선을 분당 0.58그레이의 속도로 쥐에게 쏘이고 수소수를 먹인 쥐 40마리와 일반 물을 먹인 쥐 40마리의 생존율을 조사했다. 그 결과, 일반 물을 먹인 그룹은 12주째에 3마리가 죽고 14주째 2마리가 죽었으며 26주째에는 35%만 생존했다. 이에 반해 수소수를 먹인 그룹은 18주째에 4마리가 죽고 20주째에 2마리가 죽었으며 29주째까지 60%가 살아남았다. 수소수를 먹인 그룹이

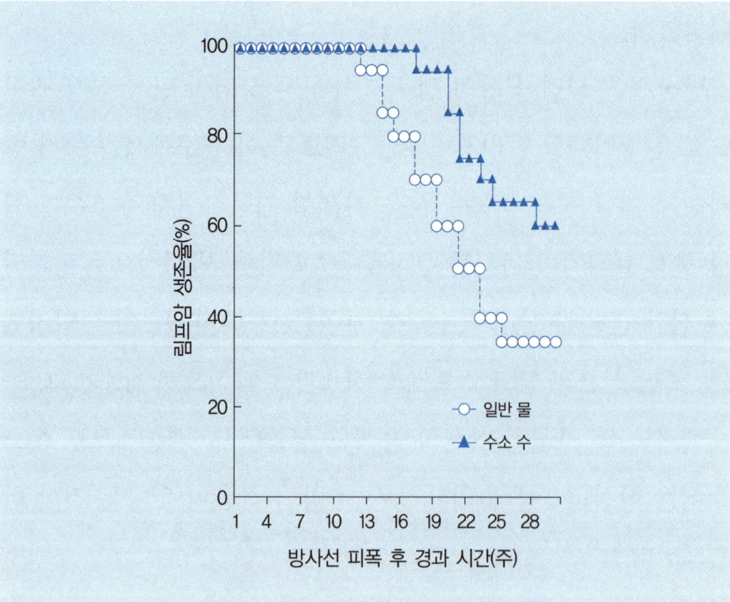


방사선 피폭에 대한 수소수의 보호 효과

일반 물을 먹인 그룹보다 두 배 이상 살아남은 것이다. 이를 통해 장기간 방사선에 피폭된 경우에도 수소수의 보호 효과가 크다는 것을 알 수 있다.[6]

미국 NASA에서도 방사선에 대한 대책을 연구하고 있다. 우주 비행사가 우주에서 오랫동안 체류하면 방사선 노출이 큰 문제가 되기 때문이다. 이와 관련해 NASA는 우주 비행을 할 때 방사선으로 인해 발생하는 산화 스트레스의 위험을 수소 치료가 줄여줄 수 있을 것이라는 논문을 발표했다.

우주 방사선은 산화 스트레스를 유발해 DNA나 지방질에 장애를 일으키는 것으로 알려져 있는데, 이는 우주 비행의 중대한 미해결 과제였다. 그런데 최근 수소가 생물학, 의학 영역에서 새로운 치료용 의료 가스로 주목받고 있어 우주 방사선 장애에도 효과가 있을 것으로 보인다. 연구자들은 우주 비행사의 산화 스트레스 부작용을 예방 및 치료하는 새로운 가능성으로 수소 연구를 제창했다.[7]

# 04 불임의 새로운 치료법, 수소

불임 부부가 늘어나고 있고 불임 치료에 드는 비용과 시간도 만만찮다. 그런데 수소수를 꾸준히 마시는 것만으로도 불임 치료가 가능하다는 희소식이 있다. 수소는 남성과 여성의 불임에 모두 효과가 있다고 하는데 각각의 연구 사례를 자세히 살펴보자.

## 남성 불임

정계정맥류*에 의한 남성 불임 환자에게 수소 요법은 안전하고

* 정계정맥류 : 고환 상단에 있는 그물 모양 정맥 다발이 비정상적으로 확장되어 생기는 질환이다. 정계정맥류는 음낭의 피부밑으로 지렁이같이 얽힌 혈관이 보이고, 만졌을 때 말랑말랑한 종물의

효과적인 새로운 치료법이 될 수 있다. 최근 여러 자료에 의하면 정계정맥류 환자의 정자 형성이 어려운 데에는 활성산소종이 깊이 관련되어 있다. 따라서 정맥류 절제나 항산화 치료는 활성산소종의 생성을 감소시켜 정자의 질을 향상할 가능성이 있다. 수소는 세포나 조직에 대해 항산화 · 항염증 · 항아포토시스 작용이 있기 때문에 정계정맥류와 남성 불임을 안전하고 효과적으로 치료할 수 있다고 연구자들은 주장한다.[8]

수소가 정자의 운동성을 자극한다는 연구 결과도 있다. 정자의 운동성은 남성의 생식 능력에 중요한 요소다. 비정상적인 정자 형성, 산화 스트레스, 세포 내 ATP 에너지의 부족 등 다양한 요인에 의해 정자의 운동성이 떨어질 수 있다.

이 연구에서는 사람에게서 채취한 손상된 정자를 가지고 수소가 첨가된 배양지에서 정자의 운동성 및 운동 속도 등을 조사했다. 그 결과, 수소로 처리된 정자의 운동성이 눈에 띄게 개선되었으나 정자의 유영 속도는 별다른 차이가 없었다. 채취 후 즉시 동결한 정자를 해동했을 때 나타나는 낮은 운동성은 수소에 의해 개선되었는데, 이를 통해 수소가 정자의 운동성을 자극하는 것으로 밝혀졌다. 이러한 결과를 바탕으로 연구진은 수소가 남성의 불임 치료에 새로운 도구로 쓰일 수 있을 것이라고 기대했다.[9]

형태다. (국가건강정보포털 의학정보)

여성의 경우 난자의 노화가 불임의 원인이 될 수 있다는 주장이 제기되고 있다. 한편 오타 시게오 박사는 최근 자신의 블로그에 수소가 난자의 노화를 막아 불임 치료에 도움이 될 수 있다는 주장을 올렸다. 그리고 일본 NHK의 〈클로즈업 현대〉라는 프로그램에서는 '난자의 노화'[10]를 방영했다. 난자의 노화로 임신하고 싶어도 할 수 없는 여성이 증가해 불임 치료를 받는 현실에 착안해 기획된 것이었다. 그 내용은 다음과 같다.

대부분의 사람은 난자가 노화한다는 사실을 잘 모르고 있다. 난자는 다른 세포처럼 새롭게 만들어지는 것이 아니라 태어날 때부터 이미 난자의 소素*가 정해져 있으며 새로 만들어지지 않는다. 즉, 심장이나 신경과 같이 나이가 들수록 난자의 소도 노화되므로 임신하기 어려워진다.

그럼 난자의 소가 노화되지 않게 하려면 어떻게 해야 할까? 노화의 주된 원인은 산화다. 산화를 막는 데는 항산화 물질이 필수적인데, 난자의 소를 보존하고 있는 난소는 산화 방지를 위해 산소를 옮기는 혈액의 공급마저 줄인다. 이 때문에 혈액을 통해 공급되는 일반적인 항산화 물질도 전해지기 어려워서 항산화 효과를 기대하기가 어렵다. 하지만 수소는 혈류를 통하지 않고도 체

* 소(素) : 난포, 미성숙 난자. 배란 직전에 난자의 소로부터 난자로 성숙한다. (오타 시게오)

내에서 이동이 가능한 항산화 물질이다. 수소는 혈류가 아닌 확산에 의해 몸속 구석구석에 침투하므로 난자의 소가 산화되는 것도 막아 줄 수 있다.

오타 시게오 박사는 불임의 경우 수소수를 마시는 것보다 따뜻한 수소수를 받은 욕조에 몸을 담그는 것을 추천한다. 따뜻한 물에 녹은 수소는 피부로 흡수되어 난자의 소까지 도달할 수 있다. 몸이 따뜻해지면서 혈액순환이 좋아지는데, 불임 치료 시 이처럼 혈액순환을 개선하는 것이 중요하다. 수소 온욕을 실험한 결과 20명 중 18명이 혈액순환이 좋아져서 몸이 따뜻해졌다고 밝혀 수소에 혈액순환을 좋게 하는 작용이 있다는 사실이 증명되었다.[11]

우리나라에서는 아직 수소 입욕제나 습식 수소 스파기 등이 판매되지 않지만 일본에서는 이러한 것들을 시중에서 많이 볼 수 있다.

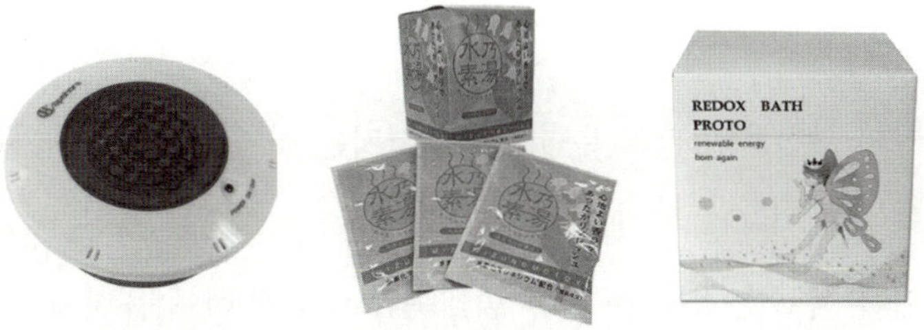


일본에서 판매 중인 수소 스파기와 입욕제

# 05 남성의 성기능 장애 개선

수소 발생 식품을 섭취하고 있는 사람의 전화 상담을 받은 적이 있다. 그는 당뇨가 있어서 당뇨약을 먹었는데 그 뒤 약 부작용으로 발기가 되지 않았다고 한다. 그런데 수소 발생 식품을 먹고 나서부터 발기가 되었다는 것이다. 또 어떤 사람은 간 질환 때문에 수소 발생 식품을 먹었는데 생각지도 않게 아침에 발기된다고 했다.

발기 부전은 혈관의 유연성이 떨어지는 것이 원인이기 때문에, 동맥경화 억제 효과가 있는 수소가 효력을 보이는 것은 당연한 일이다. 수소는 혈관은 물론 혈액순환도 좋게 하여 음경 쪽의 혈행이 원활해짐으로써 수그러들었던 남성이 살아나는 것이다.

이와 관련된 흥미로운 논문이 있다. 수소를 지속적으로 투여하면 남성의 성기능 장애가 개선된다는 논문이 그것이다. 남성의 성기능 장애는 '음경 혈관 장애'와 '고환의 남성 호르몬 분비 장애'가 핵심으로 흡연은 이 두 가지에 영향을 미친다. 현재 남성 성기능 장애 치료 센터에서는 비아그라, 시알리스, 레비트라 등을 통해 음경 혈관 확장 위주의 치료를 하고 있다. 그리고 남성 호르몬 분비 장애의 경우에는 고환에서 분비가 저하된 남성 호르몬을 보충하는 방법으로 치료한다.

니코틴은 고환 혈관의 산화, 열화에 의한 발기 장애를 일으킬 뿐만 아니라 정자 형성 및 남성 호르몬 분비 장애의 원인이 되기도 한다. 위의 논문에서는 장기적인 수소 투여가 니코틴에 의해 유도된 산화 스트레스 장애로부터 고환 혈관과 고환 세포를 보호해 준다고 밝혔다. 그런데 재미있는 사실은, 항산화 물질로 알려진 비타민 C와 E의 혼합이 혈청 산화를 줄이고 고환 세포와 조직의 산화 수준을 크게 저하시키지 못했으나 수소는 이 두 가지를 모두 감소시켰다는 것이다.[12]

그동안 수소가 남성의 성기능 장애에 효과가 있다는 보고는 다수 존재했지만 그 효과는 단순히 음경 혈관의 개선에 대한 것뿐이었다. 하지만 이 논문은 고환의 테스토스테론 분비 개선 가능성까지 보여 주어 의미가 있다고 평가된다.

또한 2013년 일본의 시사 주간지 〈주간 문춘〉에 '수소수가 남성의 정력을 회복시킨다'는 기사가 보도되기도 했다.

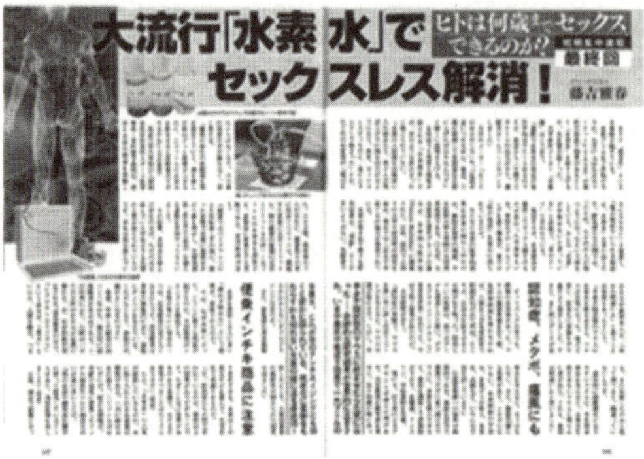

大流行「水素水」でセックスレス解消！

ヒトは何歳までセックスできるのか!?

最終回

일본의 〈주간 문춘〉에 보도된 기사

# 06 운동 능력을 향상하는 수소

수소수를 마시면 운동 능력이 향상되고 운동을 해도 쉽게 피곤해지지 않는다. 운동할 때 발생하는 젖산이 쌓이는 것을 수소가 막아 주어 근육의 피로를 낮추기 때문이다. 운동을 하면 근육이 산소를 많이 필요로 하여 호흡이 빨라지는데, 운동량이 급격히 늘어나면 필요한 만큼의 산소를 근육으로 보내지 못하게 된다. 이때 근육에서는 무산소 호흡이 일어나고 그와 함께 젖산이라는 피로 물질이 쌓이는데, 수소는 이 젖산의 배출을 돕는다. 따라서 젖산이 쌓이지 않아 결과적으로 근육의 피로가 줄어든다.

젖산은 세포가 에너지를 만들어 낼 때 포도당이 분해되어 그 부산물로 생성되는 피로 물질이다. 몸속에 젖산이 많아지면 어깨 결림이나 몸이 무거운 듯한 느낌이 든다. 이 젖산을 분해해 체외로 배출시키는 역할을 하는 것이 전자다. 젖산은 혈액 중에서 젖산 이온과 수소 이온이 결합된 형태로 존재하며, 수소 이온에 혈액 중의 산소와 전자가 더해지면 물로 변해 소변으로 배출된다. 홀로 남은 젖산 이온은 배출되기 쉽기 때문에 그대로 몸 밖으로 나오고 결과적으로 어깨 결림이나 피로가 해소되는 것이다.[13]

2012년 일본 쓰쿠바대학의 미야카와 교수는 국제 의학 전문지인 〈메디컬 가스 리서치〉에 '급격한 운동으로 인한 일류 스포츠 선수의 근육 피로에 대한 수소수 효과'라는 제목의 연구 성과를 발표했다. 그는 스포츠 의학 분야에서 10년 이상 근육 피로의 회복에 대한 연구를 계속해 왔다. 타우린이나 아미노산 등 다양한 소재를 이용해 근육 피로의 회복 속도, 근육의 경직성 및 이완 상태 등을 조사하고 수소수의 효과도 검증했다.

이 연구에서는 3개월간 쓰쿠바대학 축구부 선수 10명(평균 연령 20.9세)에게 아침 기상 후 500mL, 연습 직전에 500mL, 밤에 500mL의 수소수를 마시게 하고 운동 후 근육 피로를 측정했다. "이 실험을 통해 단순한 물을 섭취한 그룹보다 수소수를 마신 그룹의 젖산 수치가 주목할 만큼 억제되었다는 것을 알게 되었다. 선수 대부분이 젖산 수치가 80% 정도로 억제되었다. 근육이 피로할 때 나오는 효소도 많이 저하되었고 수소수를 마시면 피로도 줄어들었다"라고 미야카와 교수는 말했다.[14]

수소 발생 식품으로 테스트한 실험도 있다. 이 실험에서는 웨이트 트레이닝을 1시간 동안 실시한 후 피로도를 측정했는데, 수소 발생 식품을 섭취한 그룹이 섭취하지 않은 그룹보다 혈중 젖산 농도가 50~70% 정도 줄었다고 한다.[15]

운동을 하면 심장과 근육으로 피가 몰리기 때문에 소화 기관에 허혈 현상이 일어났다가 운동이 끝나면 다시 소화 기관으로 피가 몰리면서 다량의 활성산소가 발생한다. 그래서 운동을 할 때는 마무리 운동을 철저히 하여 갑자기 내부 장기로 피가 몰리지 않도록 해야 한다. 또한 운동하기 전과 운동 중에 수소수를 수시로 마신다면 허혈로 인한 활성산소의 과잉 발생을 억제할 수 있을 것이다.

# 07 피부를 가꿔 주는 수소

수소수를 마시고 나서 가장 먼저 나타나는 효과는 피부가 좋아진다는 것이다. 몸이 아프면 얼굴로 드러나듯 피부는 우리의 건강 상태를 알려 주는 지표이기도 하다. 피곤하면 피부가 푸석푸석해지고, 술을 많이 마시거나 늦은 밤에 뭔가를 먹고 자면 다음 날 얼굴이 붓고 낯빛이 좋지 않다. 또 음식을 잘못 먹으면 몸에 두드러기가 나는 등 알레르기 현상이 일어나기도 한다. 반면에 피부가 좋아지면 건강이 개선되었다는 신호로 볼 수 있다.

피부는 활성산소에 민감하다. 자외선에 의해 피부가 상하는 것은 자외선에 산소가 반응하면서 일중항산소라는 활성산소가 발생하기 때문이다. 반응성이 높은 이 활성산소는 피부암을 일으키기도 한다. 따라서 피부를 보호하려면 활성산소의 발생을 줄여야 하며, 피부 바깥 환경도 중요하지만 피부 내부에서 일어나는 활성산소를 제거하는 것도 매우 중요하다.

수소수의 항산화작용은 피부에도 영향을 미친다. 수소수로 세안을 하면 표피에 있는 활성산소를 제거하고 산화작용을 막을 수 있다. 사과를 잘라 밖에 두었을 때 색깔이 변하는 것은 산화현상 때문인데, 사과를 수소수에 담갔다가 두면 상당히 오랜 시간 색깔이 변하지 않는다. 이러한 효과를 통해 볼 때, 수소는 일시적인 환원 작용을 하는 것이 아니라 오랜 시간 동안 산화를 방지하는 것으로 보인다. 2부에서 언급했던 신호 전달 물질로서의 작용이 다른 물질에도 발휘되는 것이 아닐까 추측해 본다.

이는 피부에도 적용되어 수소수로 세안을 하면 피부의 산화작용을 막는 데 효과가 있다. 실제로 수소수로 세안을 하면 피부가 촉촉해지고 감촉이 좋아지는 것을 느낄 수 있다. 혹자는 피부가 약산성이기 때문에 약산성의 물이 좋다고 주장하지만 산화적 관점에서 보면 환원을 해 주는 것이 피부에 더 좋다.

이미 설명했듯이 수소수는 성장호르몬을 자극해 안티에이징 효과를 나타낸다. 이런 안티에이징 효과는 피부를 더 젊어지게도 하는데, 수소가 신경세포만이 아니라 피부도 보호하고 보수하는 것으로 보고 있다. 이런 이유로 수소수의 항산화작용과 피부 보호, 보수 작용을 활용한 수소수 화장품 등이 일본에서 인기리에 판매되고 있으며, 우리나라에서도 제품이 개발되어 판매 중이다.

## 노폐물을 배출시켜 피부 트러블을 막는다

건강과 미용의 핵심은 노폐물을 잘 배출하는 것이다. 몸속의 수분이나 물질이 잘 순환되도록 하는 것은 젊음과 아름다움을 유지하는 비결이다. 전자가 풍부한 수소수를 매일 마시면 '피부의 적'으로 불리는 변비가 해소된다. 변비와 장내 이상 발효는 장에 쌓인 노폐물을 부패시키고 각종 유해 물질을 발생시킨다. 이는 혈액을 통해 전신으로 퍼져 여드름, 부스럼, 아토피 등의 원인이 된다.

이런 부패물이나 장내에 고인 대변은 플러스 전하를 띠기 때문에 그 자력으로 인해 장에서 잘 떨어지지 않는다. 하지만 수소수를 통해 전자를 보급해 주면 그것들의 전자력으로 인해 장내 벽면이 중화되면서 체외로 배출되기 쉬워진다. 또한 전자는 장의 유동 운동을 활발하게 해 주기 때문에 숙변의 배출을 도와주어 만성 변비가 해소된다. 이온 밸런스 등이 깨지면 수분 대사가 좋지 않은 부종 등의 증상이 생기는데 수소수는 체내의 수소와 전자, 이온 밸런스를 맞춰 주어 이런 증상도 해결된다. 부종은 세포 내외의 이온 교환이 정체되면서 세포 내에 수분이 많이 고여 나타나는 증상이다. 따라서 전자나 미네랄을 충분히 공급해 주면 세포 내외의 이온 교환이 활발하게 일어나 부종이 가라앉는다.

대변과 마찬가지로 소변이나 땀도 플러스 전하를 띠는데, 수소에 의해 전자가 공급되면 계면 활성 작용을 통해 소변이나 땀의 배출이 원활해진다. 동시에 전자의 공급은 땀의 양을 조절하는 자율 신경 기능과 소변 배출을 조절하는 신장의 기능을 높여준다. 실제로 수소수를 마신 사람들에게서 소변의 양이나 횟수가 늘고 소변 줄기가 굵어졌다는 얘기를 많이 듣는다. 전자의 공급은 체내 이온 교환을 활발하게 하여 세포의 신진대사를 높여줌으로써 세포 내에 노폐물이 머물 수 없도록 한다. 그 결과 건강은 물론이고 깨끗한 피부, 다이어트, 부종 해소 등 미용적인 면에서도 좋은 효과를 기대할 수 있다.

## 산화 · 환원의 균형으로 피부를 젊게 유지한다

피부를 아무리 정성 들여 관리한다고 해도 몸속의 문제를 방치하면 피부 트러블을 말끔히 해소하기 어렵다. 사람의 피부는 바깥쪽부터 표피, 진피, 피하조직, 이렇게 3개의 층으로 이뤄져 있다. 표피는 얇고 그 아래에 있는 진피 부분이 피부의 본체를 형성한다. 진피는 콜라겐이라는 섬유상 단백질이 그물망처럼 짜인 구조로 되어 있으며, 그 그물망 사이에 수분을 채워서 피부의 탄력을 유지한다.

하지만 스트레스나 활성산소 등의 영향으로 체내 산화 · 환원의 균형이 무너지면 진피 세포의 신진대사가 나빠지면서 노후한 콜라겐이 진피에 머물게 된다. 그러면 그물망 형태의 콜라겐이 딱딱하게 위축되어 수분을 충분히 저장할 수 없고 결과적으로 보습이 어려워진다.

새로운 콜라겐을 만들어 내는 데는 비타민 C가 반드시 필요하다. 그런데 자외선이나 스트레스 등에 의해 활성산소가 대량 발생하면 우리 몸은 그것을 제거하기 위해 비타민 C를 계속 소비하게 되고, 이로 인해 새로운 콜라겐을 생성하기가 어려워진다. 이런 결과로 주름이 생기고 피부의 노화를 앞당기게 되는 것이다.

진피의 상해는 그 위에 있는 표피에도 큰 영향을 준다. 표피는 4개의 층으로 이뤄져 있는데, 가장 아래의 기저막에서 만들어진 세포가 서서히 올라가 가장 위에 있는 각질층까지 올라가게 된다. 건강한 사람의 피부는 약 28일을 주기로 다시 태어난다.

이와 같은 신진대사가 정상적으로 이뤄지면 피부가 거칠어지거나 기미가 생기지 않지만, 표피를 지탱하고 있는 진피가 노화하면 표피의 신진대사가 크게 떨어진다. 이렇게 되면 피부의 턴오버 사이클에 문제가 생겨 피부가 거칠어지거나 잔주름, 기미 등이 생기기 쉬워진다. 특히 최근에는 오존층의 파괴 때문에 자외선에 의한 피해가 염려된다. 자외선이 우리 몸에서 대량의 활성산소를 만들어 내는 것을 고려하면 활성산소에 의한 피부 문제는 더욱 심각해질 것이다.

한편 수소수는 전자를 공급해 체내 산화 · 환원의 균형을 이루는 데 도움을 준다. 또한 단백질과 지방을 산화시키는 독성 활성 산소를 제거해 세포의 상해를 막아 주기도 한다. 전자가 풍부한 수소수는 우리의 건강과 젊음을 유지하는 데 훌륭한 조력자라 할 수 있다. 세포 하나하나가 건강해야 몸이 건강해진다. 즉, 체내 신진대사가 활발하고 세포 간의 물질 교환이 원활해야 영양소의 흡수와 노폐물의 배출도 잘되는 것이다. 세포의 환원력이 둔해지면 체내 신진대사도 나빠져서 피하지방의 연소가 어려워지고 전신의 체형이나 자세도 안 좋아지게 된다.

다시 말해 건강한 세포의 기능을 유지하는 것은 곧 피부나 머리카락, 체형의 균형, 젊음을 유지하는 비결이라 할 수 있다. 여기서 체내의 전자 활성화는 결코 빼놓을 수 없는 중요한 요소이고, 수소는 체내의 전자를 활성화하는 측면에서 매우 강력한 물질이라고 볼 수 있다.

# 08 그 밖에도 놀라운 수소의 작용

## 숙취를 빠르게 해소한다

수소수를 섭취하는 사람들은 숙취가 없어졌다는 얘기를 많이 한다. 술에 잘 취하지도 않고 술을 마신 다음 날도 속이 편하고 머리가 아프지 않다는 것이다. 그렇다면 수소의 어떤 작용이 숙취를 해소하는 것일까?

숙취는 알코올의 중간 대사 물질인 아세트알데히드의 농도가 높아지는 것이 원인이다. 술을 마시면 간에서 알코올이 흡수되고 이후 아세트알데히드로 변했다가 초산으로 분해된다. 이때 다량의 활성산소가 발생하는데, 술 냄새가 지독하게 나는 것은 바로 이 초산 때문이다. 따라서 숙취를 빨리 해소하는 방법은 높아진 아세트알데히드의 농도를 희석시키는 것이다.

알코올을 분해하는 과정 중에 간에서는 다량의 체내 수분이 사용된다. 이런 이유로 술을 많이 마시고 나면 갈증이 나는 것이다. 그래서 물을 많이 마시면 신진대사를 촉진하고 아세트알데히드의 농도가 희석되는 효과가 있다. 충분한 수분 공급은 초산으로 인해 대량 발생한 활성산소를 제거하는 데 도움을 주어 알코올이 더 잘 분해된다. 따라서 활성산소를 제거하는 수소수가 숙취 해소에 더 효과적이라는 것은 두말할 것도 없다.

수소수를 많이 마시는 것만으로도 숙취 해소에 도움이 된다. 술을 마시기 전이든 음주 후든 수소수는 아주 효과적이다. 특히 술을 마신 직후에 수소수를 마시면 효과가 좋다. 숙취가 심한 사람은 음주 전후에 수소수를 마시면 숙취를 개선할 수 있을 것이다.

## 잠을 푹 자게 된다

불면증으로 고생하는 사람이 의외로 많다. 이들 중 수소수나 수소 식품을 먹고 나서 불면증에서 벗어난 사례가 꽤 있다. 이와 관련해서는 수소의 효과에 대해 자세히 설명하기 어려운 측면이 있다. 현재로서는 수소가 부교감신경을 활성화하기 때문이 아닐까 추측하고 있다. 수소가 자율신경계의 부교감신경을 활성화한다면 수소수를 마시고 변비가 없어졌다거나 불면증에서 벗어났다거나 혈압이 떨어졌다는 등의 결과가 잘 설명된다.

산화 상태와 자율신경계의 관계에 대해서는 아직 명확히 밝혀진 바가 없다. 하지만 스트레스와 독소 등은 교감신경계를 자극해 활성산소가 많이 발생하는 상태가 되고, 부교감신경계는 축소되어 면역력이 떨어지는 상태가 된다. 수소로 활성산소를 줄이는 것은 부교감신경계를 활성화한다고 생각할 수 있다. 마음과 몸은 연결되어 있어 스트레스로 인해 활성산소가 발생하면 건강을 해치지만, 반대로 음식이나 운동으로 건강이 회복되면 스트레스도 줄어드는 경향이 있다. 여기에는 대체로 마음의 작용이 우선하지만 활성산소를 줄여 몸을 회복시켜도 비슷한 효과를 가져올 수 있다.

또한 수소가 전자를 공급하면 우리 몸의 산화 · 환원이 균형을 이뤄 생체 리듬도 영향을 받는 것으로 보인다. 교감신경을 자극하면 활성산소가 증가하면서 산화 스트레스가 증가한다. 이런 가운데 산화된 환경을 수소의 환원 작용으로 중화하면 긴장된 몸이 이완되면서 심리적인 안정을 찾게 된다. 이런 일련의 과정을 통해 수소가 불면증 개선에 효과를 보이는 것 같다. 평소에 스트레스로 자주 긴장하고 이로 인해 불면증으로 잠을 설친다면 수소수를 마셔 볼 것을 권한다.

## 피로가 빨리 풀린다

만성피로로 고생하던 사람들 중에 수소 식품이나 수소수를 먹고 몸이 좋아진 사례가 있다. 병원 치료를 받고 건강식품을 먹고도 좀처럼 나아지지 않았는데 수소수를 통해 좋아진 경우가 의외로 많다. 피로 회복에는 항산화 식품이 많이 애용되는데, 산화 스트레스의 해소는 피로 회복의 핵심이기 때문이다. 수소의 강력한 항산화작용도 피로 회복에 도움이 되는 것으로 보인다.

피로는 활성산소로 인해 체내에 독소가 쌓인 상태를 말한다. 정신적 스트레스 또는 심한 운동이나 일로 인한 물리적 스트레스가 쌓이면 피로가 쉽게 사라지지 않는다. 젖산이 쌓여서 피곤해진다고 하지만 젖산이 없어진 후에도 피로가 남아 있다. 이는 활성산소로 인해 손상된 부분이 아직 남아 있기 때문이다. 푹 쉬거나 항산화 식품을 섭취해 체내의 활성산소를 제거하면 피로에서 벗어나는 데 유용하다. 또한 피로한 상태는 우리 몸에 에너지가 부족하다는 것을 의미하기도 하는데, 이는 산화 스트레스에 의해 미토콘드리아의 ATP 에너지 생산에 장애가 생겼기 때문이다.

건강하다면 강한 치유력으로 피로가 해소되겠지만, 활성산소로 손상이 크고 치유력이 약할 때는 피로가 오래간다. 게다가 완전히 치유되지 않은 상태에서는 활성산소가 잘 발생한다. 그러나 수소는 활성산소에 의한 세포의 손상을 막고 에너지의 생산을 촉진하기 때문에 피로 회복에 도움이 된다.

## 쉬어 가는 이야기

# 신의 에너지, 수소

물질세계는 우리가 살고 있는 삼차원의 세계다. 그렇다면 비물질세계는 어떤 세계일까? 그 세계는 우리가 잘 알 수 없는 영계이자 신의 영역일 것이다. 이러한 물질세계와 비물질세계의 경계에 있는 물질이 바로 기체가 아닐까? 존재하지만 투명하고 만져지지 않는다. 보이지 않지만 존재하면서 모든 물질의 원소가 되는 것이 바로 기체다.

비어 있으면서 채워져 있는 것, 그것이 기체의 속성이다. 기체는 서로 반응하고 화합하면서 지구상의 수많은 물질과 에너지를 만들어 낸다. 저 우주에도 수많은 기체가 있고 그중 가장 많은 것은 수소다.

기체는 각각 다양한 성질을 가지고 있는데, 특히 수소는 가장 단순하면서도 명확한 성질을 가지고 있다. 자신이 가지고 있는 단 하나의 전자를 주는 성질이 바로 그것이다. 이는 에너지의 이동, 움직임의 시작을 뜻하며 그 이동은 생명의 원천인 물 그리고 전기를 만들어 냈다. 이 세상이 신의 섭리에 의해 창조되었다면 그 에너지는 바로 수소에서 시작되었을 것이다.

모든 물질은 고유의 에너지를 가지고 있지만 그것을 사용 가능한 에너지로 변환하기는 쉽지 않다. 반면에 수소는 환원력 덕분에 에너지 변환이 매우 용이하다. 수소는 하나의 전자를 가지고 있고 이를 다른 물질에 주는데, 이는 전자의 이동으로서 전기를 일으키는 기본 메커니즘이다. 물질이 고정되어 있을 때는 에너지 작용이 일어나지 않지만 물질에 포함된 전자가 이동하면서 에너지의 이동과 작용이 시작된다. 고정되어 있던 세상은 이 작은 전자의 이동으로부터 움직이기 시작하는 것이다.

이러한 전기적 작용은 식물의 광합성 작용에서도 발생하는데, 이 에너지를 보존하기 위해 만들어진 것이 바로 탄수화물, 단백질, 지방 등의 영양소다. 이런 영양소에는 모두 수소가 포함되어 있다. 동물은 에너지를 얻기 위해 에너지가 보존된 탄수화물, 단백질, 지방을 섭취하며, 이를 다시 분해하고 분리해 수소를 얻는다. 수소가 바로 에너지이기 때문이다. 이처럼 수소는 세상 모든 에너지의 중심에 있으면서 어디에나 존재한다.

세상 모든 원소의 시작과도 같은 수소는 이 세상의 모든 유기물과 생명체에 포함되어 작용하고 있다. 생명 에너지의 원천이며 노화와 질병의 원흉인 독성 활성산소까지 없애는 수소는 그야말로 생명의 원소라 할 수 있다. 그 작용이 오묘하고 끝이 없어 마치 신은 수소를 통해 이 세상을 지배하고 자양하는 듯하다. 태양에서부터 아주 작은 세포에까지 미치는 에너지이자 생명의 힘은 무소부지(無所不至)인 신의 모습과도 닮아 수소는 신의 에너지라고 말할 수 있다.

PART 5

# 수소에 대한 Q&A

+

# HYDROGEN WATER

+

# 01 수소수와 알칼리 이온수는 같은 물인가?

### 수소수는 알칼리 이온수와 다르다

최근 수소수가 이슈로 등장하면서 알칼리 이온수(알칼리 환원수)와 어떤 차이가 있는지 궁금해하는 사람이 많다. 알칼리 이온수와 수소수가 비슷하거나 같다고 오해하는 경우도 있는데 그 차이를 자세히 살펴보자.

결론부터 말하자면 알칼리 이온수와 수소수는 서로 다른 물이다. 수소수는 수소가 풍부하게 함유된 물이고, 알칼리 이온수는 전기분해로 만들어진 알칼리수를 말한다. 알칼리수는 수소($H_2$)가 아닌 수산화 이온($OH^-$)이 다량 함유되어 pH 8.0 이상인 물을 말하고, 수소수는 pH 7.4 이하의 중성에 가까운 물이다. 알칼리 이온수에도 미량(0.1ppm 이하)의 수소가 포함되어 있지만 일반적으로 수소수는 0.3ppm 이상의 수소가 함유된 물을 의미한다.

그런데 국내 유명 이온수기 업체는 수소수에 대해 "마케팅을 위해 수소수라는 말로 소비자를 현혹하는 것에 지나지 않는다"면서 본질을 흐리고 있다. 이는 수소수가 급부상하자 자사 이온수기의 매출 감소를 우려해 물타기를 하는 것으로밖에 보이지 않는다.

전해 환원수의 권위자인 시라하타 교수의 논문을 인용해 알칼리 이온수가 수소수인 것처럼 주장하고 있지만, 시라하타 교수는 알칼리 이온수와 전해 환원수(수소수)를 분명히 구분한다. 또한 전 세계적으로 수소수에 관한 논문이 이미 300여 편 이상 발표되었으며, 각각의 논문은 이온수가 아닌 전해 환원수 또는 수소수라는 이름으로 이를 분명히 구분해 쓰고 있다.

> 전해 환원수는 일반적으로 알칼리 이온수라고도 불리지만 일본 학회에서는 전해 환원수와 알칼리 이온수를 별개로 분류하고 있다. 특히 환원력을 가진 활성수소를 풍부하게 함유한 물로서 각종 활성산소를 제거하는 힘을 가진 물이란 의미에서 의도적으로 알칼리 이온수와 구별하고 있다. 알칼리 이온수는 단순히 이온을 함유한 알칼리성 물이라는 것이다. 그러나 전해 환원수의 경우 알칼리성을 띠고 있는지는 전혀 중요하지 않다. 실제로 일본 규슈대학의 연구진이 전해 환원수를 구분하는 기준은 체내의 과

잉 활성산소를 제거하는 환원력을 가지고 있느냐 없느냐 하는 것이다. 충분한 환원력을 가지고 있는 전해 환원수를 생성하는 것은 쉬운 일이 아니다. 환원력이 전혀 없으면서 단순히 알칼리성을 띠고 있다는 것만으로 혹은 칼슘 이온 농도가 높다는 것만으로 알칼리 이온수로 분류될 수도 있다.

–시라하타 사네타카

## 핵심은 활성산소를 제거하는 수소의 용존량

1997년 시라하타 교수가 〈BBRC〉에 논문을 게재하면서 전해 환원수(수소수)는 학계의 인정을 받았다. 〈BBRC〉에 게재한 시라하타 교수의 논문을 요약하면 다음과 같다.

전해 환원수는 SOD(항산화 효소) 유사 활성을 통해
① 모든 활성산소(종)를 소거하고
② DNA(유전자)를 산화 장애로부터 보호한다.

여기서 핵심은 수소가 활성산소를 제거하는 요소라는 것이다. 알칼리 이온수에서도 수소가 발생한다. 하지만 일반적인 이온수기에서는 0.1ppm(100ppb) 이하의 수소가 발생한다(일본에는 0.3ppm 정도의 수소가 발생하는 이온수기도 있다). 이는 미미한 양이지만 활성산소를 소거하고 인체를 산화 장애로부터 보호함으로써 질병에 효과가 있다고 볼 수 있다.

일반적으로 300ppb(0.3ppm) 이상의 수소를 포함한 물을 수소수라고 한다. 현재 시중에 나와 있는 수소수 생성기는 대부분 400ppb 이상을 생성하며 800~1,300ppb까지 만들어 내는 고용량 수소수 생성기도 나와 있다. 알칼리 이온수기를 거쳐 수소수 생성기가 발명되었지만 수소수 생성기와 일반 알칼리 이온수기의 수소 생성 능력은 비교되지 않는다. 이러한 수소수 생성기는 건강의 핵심 요소인 수소를 극대화한다고 볼 수 있다.

## 수소수는 인체에 무해한 중성수

수소수와 알칼리 이온수의 차이점이 또 있는데, 이는 알칼리 이온수의 유해성 논란과도 연관되는 부분이다. 수소수는 수소 용존량이 높고 산화환원전위가 낮으면서도 pH가 7.4 정도라 중성수에 가까우며, 이는 우리 몸의 체액과 비슷한 수치다. 반면에 알칼리 이온수는 대개 pH 7.4~8.5 이상의 알칼리수를 의미한다.

알칼리 이온수기 업체들은 몸이 산성화되지 않도록 알칼리수를 많이 마셔야 한다고 광고해 한때 이온수기를 많이 판매했다. 하지만 실제로 인체는 항상성을 유지하기 위해 pH 7.35~7.4를 유지하고 있으며 0.05 정도의 변화만으로도 생명이 위태로울 수 있다. 그러므로 알칼리가 높은 물은 인체의 항상성을 유지하는 데 큰 도움이 되지 않는다는 것이 최근의 정설이다. pH가 높으면 오히려 그것을 낮추기 위해 에너지가 더 소모될 뿐이다.

알칼리 이온수기의 경우 의료 물질 생성 기기로 등록되어 있고, 위장 장애 개선에 도움이 될 수 있다고 명시하고 있다. 하지만 정상인이 알칼리 이온수를 많이 마실 경우 위장 장애에 문제가 될 수 있다는 주장이 제기되어 뉴스에도 나온 적이 있다.

**뉴스에 보도된 알칼리 이온수의 문제점**

① 알칼리 이온수기는 의료용 물질 생성기다.

② 장기간 복용하면 궤양 등 암이 생길 수 있다.

③ 의사와 충분한 협의나 상담을 거친 후 마셔야 한다.

위에서 나오는 위산은 산성으로 음식물을 소화시키는 데 중요한 역할을 한다. 하지만 알칼리 이온수를 마시면 위산의 산도가 낮아져서 소화에 지장을 줄 수 있다. 따라서 위산 과다의 경우에는 알칼리 이온수를 마시면 일시적으로 증상 개선에 도움이 되겠지만 지속적으로 마실 경우 오히려 위장 건강을 해칠 수 있다고 전문가들은 말한다.

지금까지 이온수를 마시고 여러 가지 증상이 개선된 데에는 알칼리 이온수에 미량 포함된 수소의 역할이 컸을 것으로 보인다. 전해 환원수의 활성산소 제거와 산화 장애로부터의 보호 효과도 물에 녹아 있는 수소의 역할 덕분이지 높은 pH와는 전혀 관계가 없다. 따라서 알칼리 이온수보다 수소가 훨씬 많이 함유된 수소수를 마시는 편이 건강에 더 효과적이라는 것은 명약관화한 사실이다.

### 낮은 산화환원전위만으로 수소가 용존되었다고 볼 수 없다

산화환원전위(ORP)가 낮기 때문에 수소가 포함되었다고 주장하는 사람도 있다. 하지만 이는 사실과 다르며 눈속임에 불과하다. ORP는 환원력을 나타내는 지수이기는 하나 이것만으로는 수소가 포함되었다고 볼 수 없기 때문이다.

> 비타민 C를 예로 들어 보자. 비타민 C는 환원 작용을 가진 물질로, 비타민 C 주사액(앰플)을 수돗물에 떨어뜨리면 산화환원전위가 순식간에 −100~−200mV까지 저하되는 것을 볼 수 있다. 즉 비타민 C를 넣었다고 물속의 용존 수소량이 증가할 리가 없는 것이다. 따라서 산화환원전위 등을 표시하는 것 자체가 무의미하다.
>
> −하야시 히데미쯔, 《물의 혁명 수소 풍부수》

수소수기를 제조하거나 판매하는 업체는 반드시 수소 용존량

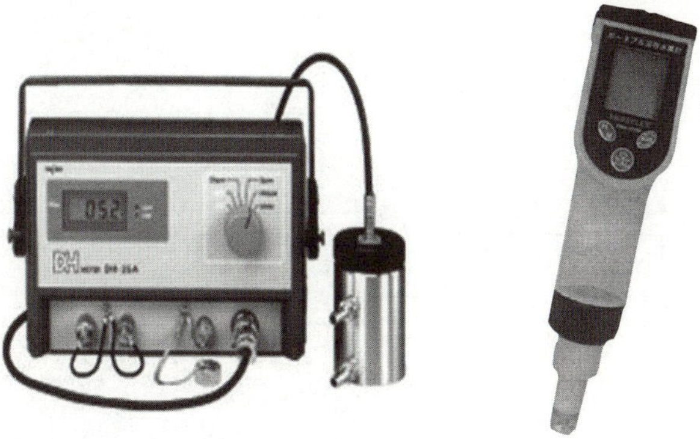

수소 용존량 측정기

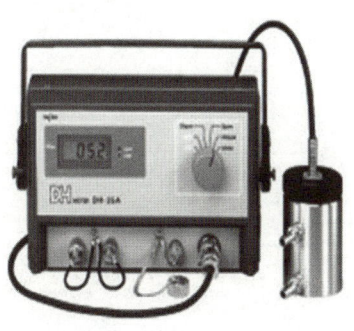

을 밝혀야 한다. 몇몇 업체는 자사의 제품에 활성수소가 포함되었다고 광고하면서도 자사 기기의 수소 용존량을 제대로 밝히지 못한다. 이는 바로 수소수가 아니라는 확실한 증거다. 따라서 수소수 생성기를 구입할 때는 꼭 수소 용존량을 확인하기 바란다.

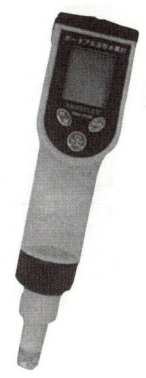

# 02 수소수는 어떻게 만드는가?

수소수는 학술적으로는 수소가 80ppb 이상 용존된 물을 말하고, 일반적으로는 수소가 300ppb 이상 용존된 물을 의미한다. 전기화학적으로는 산화환원전위가 낮다는 특징이 있다.

수소수를 제조하는 방법은 몇 가지가 있는데 제조 방법에 따라 수소수의 효과에 대한 의견이 갈린다. 가장 일반적인 제조 방법은 전기분해 방식의 수소수 생성기이고, 그 외에도 수소 가스 주입 방식과 마그네슘 막대를 이용하는 스틱 방식 등이 있다. 또한 형태에 따라서는 포트형, 휴대용, 정수기형 등의 수소수기가 시판되고 있으며, 각각의 제조 방법에는 장단점이 존재한다. 이러한 수소수 제조 방법에 대해 자세히 알아보자.

### 무격막 방식

격막을 나누지 않아 무격막 방식이라고 하며, 현재 국내에 나와 있는 제품 중 가장 많이 사용되고 있는 방식이다. 플러스와 마이너스를 나누지 않고 전기를 흘려보내면 산소와 수소가 동시에 생성된다. pH 7.4 정도의 중성에 가까운 약알칼리성을 띠며, 수소 용존량이 높고 산화환원전위는 낮은 수소수가 발생한다. 기포는 나노미터 단위로 매우 작고 수소 기포가 발생할 때 뿌옇게 올라온다. 대개 백금 전극을 이용하며, 칼슘 도금막이 형성되면 전극의 수명이 단축되기 때문에 플러스/마이너스 전기를 몇 초 또는 몇 회에 한 번씩 번갈아 바꾸는 방법을 이용한다.

### 격막 방식

플러스, 마이너스를 이온 격막으로 나눠 전기분해하는 방식이다. 격막을 통해 음극에서는 수소, 양극에서는 산소가 제조된다. 이 방식의 특징은 순도가 높은 수소수가 발생한다는 것이다. 대개 무격막 방식보다 수소 용존량이 많고 산화환원전위도 비교적 낮지만, 수소수 생성 시 양극(+) 쪽에서는 산성수가 발생한다는 단점이 있다. 또한 전극에 칼슘 도금막이 형성될 수 있어 전극의 수명이 짧은데, 이 때문에 전극을 보호하기 위해 전극 부분에 필터를 설치한 제품도 출시되고 있다.

주의할 점은, 역삼투압 정수 방식으로 정수한 물은 전해질이 거의 없기 때문에 전기분해가 잘되지 않는다는 것이다. 즉, 역삼투압 정수 물은 전기분해 방식으로 수소수를 생성하기가 어렵다. 무격막 방식으로는 수소수 생성이 거의 불가능하며, 격막 방식은 제품에 따라 생성이 가능한 경우도 있다.

## 수소 가스 주입 방식

보통의 물에 수소 가스를 작은 기포(마이크로, 나노 버블) 형태로 직접 용해시키는 방법이다. 고압이나 인공 투석막 등의 특수한 막을 활용해 고농도의 수소를 물에 용해시킬 수 있다. 시중에 낱개로 판매되는 수소수의 제조에 이러한 방법이 이용되고 있다. 가공된 수소수는 얇은 알루미늄 파우치에 밀봉시킨다. 전기분해 방식과 수소 가스 주입 방식을 혼용한 방식도 있는데, 이는 격막 방식으로 수소 가스를 생성한 뒤 이것을 음용하는 물에 주입한다.

일본 규슈대학의 시라하타 교수는 전기분해가 아닌 수소 가스 주입 방식의 경우 원자수소인 활성수소가 없기 때문에 효과가 없다고 주장한다. 하지만 현재 발표되고 있는 수소에 대한 논문은 원자수소가 아니라 주로 분자수소에 관련된 내용이므로 활성수소에 관한 논리만으로 수소의 효과를 단정 지을 수는 없다.

## 막대형 세라믹 방식

마그네슘이 물과 반응하면 수소를 발생시키는 원리를 이용한 방식으로 막대 모양의 스틱이나 필터, 용기 형태로 만들어진다. 물을 넣은 페트병에 이 스틱을 넣고 뚜껑을 닫은 후 30분에서 2시간 정도가 지나면 화학 반응이 일어나 수소수가 생성된다. 마그네슘이 주재료이며 아연, 실리카(이산화규소), 산호칼슘 등이 고체형 세라믹에 들어가기도 한다.

수소수로 유명한 하야시 히데미쯔 교수는 이 방식의 수소수 생성을 가장 선호한다고 말했다. 시간이 오래 걸리고 스틱이나 필터의 수명이 3~6개월 정도로 짧은 것이 단점이지만, 수소 용존량이 높고 가격이 저렴하다는 장점이 있다. 물맛 또한 전기분해 방식과 확연히 구분될 만큼 부드러운 느낌이다.

현재 수소수 정수기도 출시되고 있다. 수소수 정수기는 전기분해 방식과 필터 방식이 있으며, 앞서 설명한 것과 대동소이하게 수소수가 생성된다. 필터 방식의 수소수 정수기는 국내에서 처음 만들어져 해외로 수출되고 있다. 수소수를 생성하는 데 시간이 걸리지 않고 바로 물을 먹을 수 있다는 것이 장점이다.

현재 국내 정수기의 80%는 역삼투압 방식이다(2012년 기준). 하지만 역삼투압 정수 방식은 미네랄을 모두 걸러서 산성화된 물을 만들어 내므로 오히려 몸에 좋지 않다. 이런 정수기를 사용하고 있다면 수소수 정수기를 고려해 보기 바란다. 아니면 중공사 막이나 자연 여과 방식의 정수기로 교체한 후 수소수기를 사용하는 것도 무방하다.

# 03 먹는 수소는 무엇인가?

최근 수소가 각종 난치병을 치유하고 건강에 좋다는 것이 알려지면서 수소에 대한 관심이 높아지고 있다. 게다가 다양한 형태의 수소 관련 제품이 출시되어 어떤 것을 선택해야 할지 고민하는 사람들이 있다.

수소 제품은 크게 두 가지로 나뉘는데, 캡슐 형태로 수소를 섭취할 수 있는 수소 발생 식품(수소칼슘)과 물로 수소를 섭취할 수 있는 수소수가 그것이다. 그렇다면 이 두 가지는 어떤 차이점이 있는지 자세히 알아보자.

## 먼저 발견된 수소수

처음 수소가 건강에 좋다고 알려진 것은 수소수 덕분이었다. 인도의 훈자 지방에 살고 있는 사람들은 100세가 넘도록 병에 걸리지 않고 건강하게 산다고 알려져 있다. 미국의 패트릭 플래너건 박사는 이곳의 장수 비밀을 30년 이상 연구해 밝혀냈는데, 그 비밀은 바로 수소가 다량 함유된 물이었다.

이후 프랑스 '루르드의 물', 독일 '노르데나우의 물', 멕시코 '트라코테의 물' 등 세계의 '기적의 물'이라고 불리는 물에도 수소가 다량 함유되어 있다는 사실이 일본 전해 환원수 연구의 일인자 시라하타 교수와 독일의 가덱 박사에 의해 밝혀졌다. 이로써 질병을 치유하고 노화를 막는 비결이 수소라는 것이 널리 알려지게 되었다.

그리하여 수소의 항산화 효과 및 수소수를 직접 제조할 수 있는 방법에 대한 연구가 본격적으로 시작되었다. 수소는 자연 상태의 물에는 거의 함유되어 있지 않기 때문에 인공적으로 함유시키기 위한 연구가 진행되었으며, 그 결과 전기분해를 통해 수소를 함유시키는 방법, 마그네슘을 이용해 수소수를 만드는 방법 등이 등장했다. 현재 수소 건강 분야에서 가장 앞선 기술과 시장을 보유하고 있는 일본에서는 일찍부터 수소수를 연구하기 시작해 2000년대부터 수소수 제조기와 수소수 팩 등 다양한 수소 관련 제품이 출시되었다.

## 먹는 수소가 개발된 배경

수소의 건강 효과가 수소가 함유된 물에서 비롯되었기 때문에 처음에는 수소수와 관련된 제품이 주종을 이뤘다. 하지만 다음과 같이 수소수의 한계로 인해 수소를 섭취할 수 있는 또 다른 방법이 연구되기 시작했다.

첫째, 수소수의 경우 수소가 용기를 뚫고 증발해 버리기 때문에 보관 및 휴대가 어렵다.

둘째, 물에 용존될 수 있는 수소의 양이 한정되어 있기 때문에 많은 수소를 섭취하기가 어렵다.

셋째, 수시로 발생하는 활성산소를 제거하기 위해서는 수소가 체내에서 지속적으로 발생해야 하는데 수소수는 지속적으로 수소를 발생시키지 못한다.

따라서 수소수의 한계를 극복하고 수소의 효과를 극대화하기 위해 캡슐형 수소 섭취 제품인 수소 발생 식품(먹는 수소)이 개발되었다. 수소 발생 식품은 '훈자의 물'의 장수 비결을 밝혀낸 플래너건 박사가 처음으로 개발했다. 그는 스승인 코앤더 박사의 연구를 물려받아 훈자의 물의 비밀이 마이너스 수소 이온에 있다는 것을 발견하고, 훈자의 물에 포함된 것보다 더 높은 함량의 수소를 체내에서 발생시킬 수 있는 분말을 개발하기에 이르렀다. 이후 수소에 대한 연구는 장수 인구의 비율이 높고 남달리 건강에 관심이 많은 일본에서 더욱 꽃을 피우게 되었다.

한편 일본의 저명한 생식 면역학자인 오이카와 박사는 난소암에 걸린 아내의 치료를 위해 백방으로 노력하다 프랑스 루르드 성당의 '기적의 샘물' 이야기를 듣고 찾아가게 되었다. 그런데 그 물의 성분을 조사해 보니 표면적으로는 미네랄이 풍부한 약알칼리성이지만 연구를 통해 샘물의 비밀이 수소라는 사실을 알아냈다. 하지만 프랑스에서는 효과가 있던 샘물이 일본으로 가져오자 그 효과가 사라졌다. 용기의 입자보다 수소의 입자가 작아 수소가 용기를 뚫고 증발해 버렸기 때문이다. 그리하여 오이카와 박사는 수소를 안전하게 보존할 수 있는 기술을 개발하게 되었는데, 그것이 바로 산호칼슘에 수소를 흡장시킨 수소 발생 식품이다.

그 이후 하나오카 박사는 산호칼슘에 더 많은 수소를 흡장시키고 세포 흡수율을 높인 방법(마이크로 열분해 방식 등)을 개발했다. 수소 발생 식품을 개발한 오이카와 박사와 하나오카 박사 등은 수소 발생 식품이 수소수보다 수소 발생량과 흡수율이 월등히 높다고 주장하고 있지만 이에 대해서는 일본에서도 아직 논란이 많다.

플래너건 박사와 오이카와 박사가 주장하는 마이너스 수소 이온은 일반적인 환경에서는 존재할 수 없다고 알려져 있다. 그러나 오이카와 박사는 《수소의 가능성》이라는 책에서 마이너스 수소 이온의 '작용'과 '생성'을 증명하기도 했다. 그가 산호칼슘을 수소 발생 식품의 원료로 사용한 것도 이 마이너스 수소 이온 때문이다. 수소보다 전자가 하나 더 있는 마이너스 수소 이온($H^-$)은 수소(H)보다 항산화력이 두 배나 높지만 극히 불안정한 상태이므로 대기나 액체 상태에 존재하기 어렵다. 하지만 산호칼슘에 수소를 흡장시킬 경우, 섭취된 수소 발생 식품이 물과 반응하면서 칼슘의 이온화 경향에 의해 마이너스 수소 이온이 발생할 수 있다는 것이다.

다음과 같은 오이카와 박사의 주장을 참고하기 바란다.

**물(환원수, 수소수)과의 비교**
**-모든 수소의 특수성에 의한-**

① 물의 수소 용해 한도량은 0.5~1mg/L(ppm)이다. 여기에 포함되는 것은 수소 원자와 수소 분자이고 마이너스 수소 이온은 포함되지 않는다.
② 마이너스 수소 이온은 수소 원자보다 두 배 이상 환원력(항산화력)이 강하다.
③ 미토콘드리아에 작용해 생체 에너지인 ATP 생산을 높일 수 있는 것은 마이너스 수소 이온뿐이다.

-오이카와 다네아키 · 나이토 마레오, 《수소의 가능성》

마이너스 수소 이온 이론이 100% 검증되거나 세계적으로 인정받는 상황은 아니지만, 이를 연구하는 과학자들이 과학적인 논리와 실험을 통해 증명하고 있기 때문에 이 이론을 완전히 무시하기는 어렵다. 수소의 효과에 대해 먼저 주창한 미국의 천재 과학자 플래너건 박사도 수소 흡장 식품을 개발했으므로 마이너스 수소 이온이나 수소 발생 식품이 전혀 근거가 없다고 볼 수는 없다. 일본에서는 수소 발생 식품을 의료 현장에 도입해 임상 시험을 하고 발표하는 '수소와 의료연구회'라는 의사 단체도 있다. 이들이 발표한 많은 임상 결과 중에는 난치성 질환의 탁월한 개선 사례도 꾸준히 나타나고 있으므로 수소 발생 식품의 가치는 시간을 두고 더 지켜봐야 할 것이다.

한편 일본 수소수계에서 영향력이 큰 오타 시게오 박사는 수소 발생 식품에 대해 매우 부정적인 견해를 피력하고 있다. 그가 수소 발생 식품의 수소 발생량을 측정했을 때는 수소수에 미치지 못할 정도로 수소 용존량이 낮았기 때문에 그 효과를 보장할 수 없다는 것이다.

하지만 수소 발생 식품을 먹고 병이 치유된 사례를 오타 시게오 박사처럼 산호칼슘의 효과나 플라세보 효과로 치부하기에는 그 근거와 사례가 아주 많고 탄탄하다. 여기에 오이카와 박사를 비롯해 수소 발생 식품 업체에서 내놓은 수소 함량 데이터는 수소수보다 거의 10~40배나 높다. 서로의 주장이 이렇게 차이가 나는 것은 마이너스 수소 이온의 경우 수소($H_2$)와 달리 100% 측정이 불가능하다는 점 때문이다.

만약 마이너스 수소 이온의 존재가 사실이고 오이카와 박사의 주장처럼 세포 에너지인 ATP 생성을 촉진할 수 있다면 보다 큰 수소의 효과를 기대할 수 있을 것이다. 세포 에너지의 생산을 촉진하는 것이 수소 분자가 아닌 마이너스 수소 이온만의 특화된 기능이라면 마이너스 수소 이온이 발생하지 않는 수소수로는 그 효과를 기대하기 어렵다. 그렇지만 지금까지 밝혀진 수소수의 능력도 대단하며, 분자수소만으로도 미토콘드리아의 산화를 막아 ATP 생성을 촉진할 수 있다. 따라서 마이너스 수소 이온에 의한 직접적인 ATP 생성 촉진은 현재로서 그리 중요한 문제가 아닌 듯하다.

# 04 수소수 관련 FAQ

## 수소 용존량이 높은 물이 좋은가?

수소수로 분류할 수 있는 기준은 물에 포함된 수소의 용존량으로, 적어도 300ppb 정도의 수소가 녹아 있어야 수소수라고 말할 수 있다. 그러나 오타 시게오 박사가 회장을 맡고 있는 분자상 수소의학연구회에서는 소비자가 개봉했을 때 분자수소의 용존 농도가 40μM 이상 존재하는 용액을 수소수로 규정하고 있다. 40μM는 포화 수소 농도의 5%에 해당하고 80μg/L(80ppb)를 의미하므로 이는 매우 적은 양이다. 하지만 이 정도의 양으로도 효과가 나타나므로 이를 최소의 양으로 규정한 것으로 보인다.

앞서 수소수의 최대 포화 농도는 상온에서 약 1.6ppm이라고 설명했다. 그렇다면 물에 수소를 최대한 포함시킨다면 수소수의 효과도 극대화되지 않을까 생각할 수 있다. 수소수의 최대 포화 농도인 1.6ppm은 0.3ppm보다 다섯 배 이상의 효과가 나타날 것이라고 생각하기 쉽지만 수소 용존량과 그 효과는 정비례 관계가 아니다.

방사선 투사에 의한 세포의 생존율과 수소 농도의 관계를 조사한 실험이 있다. 이 실험에서 약 0.4ppm까지는 수소 농도가 상승함에 따라 생존율도 높아졌지만 그 이상이 되었을 때는 무슨 이유에서인지 효과가 크게 변하지 않았다. 한편 일본 중부대학 콘도 교수의 연구에 의하면 수소수를 섭취했을 때 물에 포함된 수소의 약 50%가 체내에서 소비되거나 흡수되지 않고 호흡할 때 배출된다고 한다.

이러한 연구 결과를 통해, 0.8ppm 정도의 수소수를 섭취하면 50%인 0.4ppm이 체내로 흡수되어 최대 효과를 얻을 수 있다는 결론에 다다르게 된다. 가령 수소 농도가 1.0ppm인 수소수를 마신다고 하더라도 그 이상의 효과를 얻을 수 없다는 것이다. 이와 같은 결과는 오타 시게오 박사의 연구에서도 나타났다. 수소의 유효성 테스트에서 뇌경색 쥐에게 2%의 수소 가스를 흡입시켰을 때와 4%의 수소 가스를 흡입시켰을 때 큰 차이가 없었다고 한다.

그러나 수소는 확산 방식으로 체내에 퍼지고 몸에서는 많은 활성산소가 발생하기 때문에 실험실에서의 단편적인 동물 실험만으로 체내에 흡수되는 수소가 일정량을 넘어서면 효과에 큰 차이가 없다고 단정 짓기는 어렵다. 미량의 수소가 인체에 큰 영향을 미치는 데에는 신호 전달 물질로서의 역할이 클 것으로 보인다. 하지만 아직 수소의 효과는 독성 활성산소 제거 작용의 비중을 더 크게 보고 있다. 현재로서는 수소가 더 많이 용존될수록 좋은 수소수라고 말할 수 있으며, 일단 0.8ppm 이상이면 고농도의 좋은 수소수라고 볼 수 있다.

## 역삼투압 정수기의 물로는 수소수를 만들기 어려운가?

전기분해 방식 수소수 생성기의 경우 전해질의 유무가 중요하다. 물이 전기가 통하는 것은 그 안에 들어 있는 전해질 때문으로, 전해질이 없거나 부족하면 수소가 발생할 수 없다. 따라서 전해질인 나트륨, 칼륨 등이 거의 없는 증류수나 역삼투압 정수기의 물로는 전기분해 방식 수소수 생성기를 통해 수소수를 생성하기가 어렵다. 특히 무격막 방식에서 잘 생성되지 않으며, 격막 방식으로 전기분해를 하는 경우는 방식에 따라 수소수가 잘 생성되기도 한다.

역삼투압 정수기는 증류에 가까울 만큼 물을 걸러 내므로 물에 미네랄이 거의 없다. 산화환원전위를 낮추는 데에는 미네랄의 역할이 큰데, 역삼투압 정수기의 물은 미네랄이 모두 빠져나가 산화환원전위가 높은 산성의 물이다. 우리 몸은 pH가 7.4 정도인 약알칼리성인 데 반해 역삼투압 정수기는 pH가 5.5~6.8인 산성의 물을 만들어 내므로 수소수 생성기를 사용하려면 먼저 정수기부터 바꿔야 할 것이다. 이런 이유로 수소수 생성기를 구입하기 어렵다면 수소수 정수기도 고려할 만하다.

스틱이나 필터를 이용해 수소수를 만드는 방식은 역삼투압 정수기의 물이라도 상관없이 가능하다. 마그네슘이 물과 반응해 수소수가 생성되기 때문이다. 시간이 오래 걸린다는 단점이 있지만, 역삼투압 정수기를 사용 중이고 당장 정수기를 바꿀 수 없다면 이런 방법도 나쁘지 않다. 또한 고가의 격막 방식 수소수 생성기 중에는 역삼투압 정수기의 물로도 수소수를 생성할 수 있는 모델도 있으니 판매 업체에 문의해 보기 바란다.

## 수소수의 부작용은 무엇인가?

대부분의 약과 건강식품에는 부작용이 따른다. 그렇다면 수소의 부작용은 무엇일까? 이 질문에 대한 답은 한마디로 "수소의 부작용은 없다"는 것이다. 아직 수소수 섭취로 발생한 부작용은 보고되지 않고 있다.

수소는 무색, 무미, 무취의 기체로 독성이 없다. 물론 화학적인 반응을 통해 수소화된 물질이 심각한 독성을 갖는 경우가 있는데 이때는 상당히 위험하다. 하지만 이는 화학 반응을 거쳐 완전히 다른 물질이 된 경우에 한한다. 산소나 질소도 원래의 상태에서는 전혀 위험하지 않지만 다른 물질과 화합化合해 독성 물질이 되면 위험하기는 마찬가지다. 대부분의 독성은 산화 반응을 일으켜 세포를 산화시키지만 수소는 이를 환원하는 물질로서 오히려 이롭다고 할 수 있다.

수소에 부작용이 없는 이유는 다음과 같다. 수소수를 마시면 몇 분 이내에 체내로 퍼지면서 수소가 세포에 도달한다. 그리고 독성 활성산소인 하이드록실라디칼(·OH)과 결합·환원해 물로 변한다.

수소($H_2$) + 활성산소(2·OH) = 물($2H_2O$)

만약 체내에 독성 활성산소가 별로 없는 사람이라면 수소를 대량 섭취하더라도 호흡으로 빠져나간다. 이처럼 수소는 몸에 머무르지 않기 때문에 부작용이 일어나지 않는다.

## 수소수를 섭취하고 몸이 안 좋아진 듯한 느낌이 드는 이유는?

정상적인 사람이라면 수소수를 마시고 나서 특별한 반응을 느끼지 못할 수 있다. 하지만 누구나 활성산소가 발생하고 노화가 진행되기 때문에 건강한 사람이라도 신체적으로 불편함이 조금은 있게 마련이다. 이럴 때 수소수를 마시면 평소보다 더 활력이 넘치고 몸이 가벼워지는 느낌이 든다.

질병을 앓고 있는 사람들은 몸이 무겁고 피곤하며 질환에 따른 통증과 무력감 등이 있게 마련이다. 이렇게 아프던 사람이 수소수를 마시면 대체적으로 호전 반응*이 나타난다. 원래의 상태보다 몸이 더 악화되는 것처럼 느껴지기도 하며, 일시적인 통증이 발생하고 질환이 더 심해지는 것 같기도 하다. 하지만 대개 호전 반응이 클수록 질환의 경과가 더 좋아진다. 체내의 왜곡된 상태를 정상으로 되돌리느라 나타나는 현상이므로 시간이 지나면 자연스레 좋아지는 것이다. 시라하타 교수는 수소수를 마시고 일어나는 호전 반응이 정상적인 생체 반응이라고 말한다.

> 지금까지의 임상에서 전해 환원수를 마시기 시작하면 오히려 혈당치가 올라가거나 혈압이 올라갔다, 콜레스테롤이 올라갔다는 사람도 몇 명 있었다. 그러나 이것들은 일시적인 현상으로 지속적으로 마시면 개인차는 있어도 분명히 개선되기 때문에 걱정할 필요가 없다. … 전해 환원수를 마시기 시작한 지 2주일 정도가 되면 장내 미생물이 가장 먼저 변화를 보인다. 지금까지의 임상

* 호전 반응 : 질병이 치유되는 과정에서 일시적으로 나타나는 여러 가지 현상을 말하며, 명현 반응이라고도 한다.

결과에서도 많은 사람이 2주일 정도부터 컨디션 변화를 호소했다. 그러나 반년이나 1년, 또는 몇 년이 걸려 증상이 개선되는 경우도 있기 때문에 몇 개월 정도 시간이 걸리더라도 걱정할 필요는 없다.

—시라하타 사네타카 · 가와무라 무네노리, 《힐링워터》

이처럼 수소수를 마시는 동안 컨디션이 나빠지거나 소변량이 많아지는 것은 아주 흔한 현상이므로 걱정하지 않아도 된다. 다만 신장 투석 환자의 경우 물을 제한하기도 하므로 유의해야 한다.

## 수소수를 섭취하고 소변을 자주 보는 이유는?

수소수를 마시고 나서 가장 많이 나타나는 반응은 소변을 보는 횟수와 소변량이 늘었다는 것이다. 왜 그런지는 아직 명확하게 규명되지 않았지만, 혹자는 수소가 활성산소와 반응해 물로 변하기 때문이라고 한다. 하지만 그러기에는 수소수에 포함된 수소의 양이 그렇게 많지 않다. 한편 오타 시게오 박사는 간의 기능이 좋아지기 때문이라고 추측하고 있다.

필자의 생각으로는 대사가 원활해지면서 간 기능은 물론 신장 기능이 좋아져서 소변량이 늘어나는 것이 아닐까 추정된다.

이뇨제 등의 강제적인 방법이 아니라 수소수에 의해 자연스럽게 늘어난 소변은 체내의 노폐물을 배출하는 좋은 반응이다. 시간이 지나거나 건강이 회복되면 대개 처음보다 소변량이 줄어든다고 한다.

## 수소수를 섭취하면 다른 항산화제를 섭취하지 않아도 되는가?

수소수를 섭취하더라도 비타민 등의 다른 항산화제를 함께 섭취하는 것은 도움이 된다. 수소는 활성산소 중 가장 독성이 강한 하이드록실라디칼과 퍼옥시나이트라이트를 선택적으로 제거하지만 슈퍼옥사이드, 과산화수소, 일중항산소는 제거하지 않는다. 이러한 활성산소는 우리 몸의 효소인 SOD와 카탈라아제가 대부분 제거할 수 있으나, 나이가 들면서 효소가 줄어들고 여러 가지 원인으로 활성산소가 증가해 모두 제거하지 못한다. 따라서 이를 제거해 줄 수 있는 비타민 등의 항산화제를 섭취하는 것이 좋다.

또한 항산화 물질이 많이 들어 있는 식품을 섭취하는 것도 몸속의 유해한 활성산소를 줄이는 데 도움이 된다. 수소는 이런 항산화제를 환원하는 작용을 하여 다른 항산화제의 효과를 높여주므로 수소와 항산화제를 함께 섭취하는 것은 좋은 방법이다.

## 아토피가 있는데 수소를 섭취하다가 끊으면?

수소를 섭취해 피부가 좋아졌는데 섭취를 중단하면 다시 예전으로 돌아가지 않을까? 스테로이드 등의 치료 약을 끊으면 대부분 아토피 증상이 다시 나타난다. 이에 반해 수소는 겉으로 드러나는 증상을 개선할 뿐만 아니라 보다 근본적인 세포의 건강과 면역 조절력을 회복시켜 주기 때문에 섭취를 중단하더라도 곧바로 예전으로 돌아가지는 않는다. 하지만 만성질환의 경우 오랜 기간에 걸쳐 발현된 것이기 때문에 일시적으로 증상이 개선되었다 하더라도 병이 완치되었다고 보기 어렵다.

수소를 섭취해 눈에 띄게 증상이 나아졌다 하더라도 완치되지 않은 상태에서 섭취를 중단하면 다시 나빠질 수 있다. 그러므로 어느 정도 증상이 개선된 뒤라도 계속해서 수소를 섭취하는 것이 건강을 완전히 회복하는 데 도움이 된다. 그리고 몸이 최적의 건강 상태가 되어도 활성산소는 계속 발생하기 때문에 건강을 유지하기 위해 수소수를 꾸준히 마시는 것이 좋다.

## 수소수로 건강을 되찾았는데 이를 끊으면?

수소수를 먹고 건강이 좋아졌다면 섭취를 끊는다고 해서 원래대로 돌아가지는 않는다. 그러나 건강을 해치는 생활 습관으로 돌아간다면 건강이 다시 나빠질 것이다. 건강은 생활 습관에서 비롯되는 것이다. 건강이 나빠지는 데에는 타고난 유전적인 영향도 있지만 스트레스나 환경, 식습관 등 외부적인 요인의 영향을 더 많이 받는다. 따라서 수소를 통해 건강을 되찾았더라도 관리를 제대로 하지 않는다면 또다시 악화될 수 있다.

우리는 일생을 살아가는 동안 음식을 섭취하고 호흡을 하는 생명 유지 활동을 끊임없이 한다. 이때 필연적으로 배출되는 활성산소는 세포와 조직을 공격해 노화와 질병으로 이끌 것이다. 따라서 죽을 때까지 건강한 삶을 누리려면 반드시 건강 관리를 해야 하며 활성산소의 제거가 무엇보다 중요하다.

독성 활성산소를 없애기 위해서는 꾸준히 수소수를 마시고 수소 발생 식품을 섭취할 필요가 있다. 약을 먹는 것과 달리 물은 매일 먹을 수밖에 없기 때문에 마시던 수소수를 중단하게 될 확률이 낮다. 굳이 부작용이 없는 수소수를 끊고 다른 물을 먹을 이유가 없다. 기존에 먹던 물을 수소수로 바꾸는 것만으로도 건강을 위해 매일 보약을 먹는 것과 같은 효과를 얻을 수 있으니 말이다. 꾸준히 수소수를 섭취하면 건강을 지키는 것은 물론 체질까지 개선하게 될 것이다.

# 수소수는 치유와 건강의 해결책이다

이 책을 집필하면서 필자조차 수소의 능력에 대해 놀랐다. 수소는 마치 만병통치약처럼 거의 모든 질환에 효과를 보인다. 암, 당뇨, 만성 신부전 등의 난치병은 물론이고 치매나 자폐증 같은 정신 질환에까지 개선 효과를 보인다는 논문이 쏟아져 나오고 있다. 앞으로 얼마나 더 많은 연구 결과가 우리를 놀라게 할지 모른다. 수많은 질병의 원인이 활성산소로 귀결되고 그 해결책은 활성산소의 제거이므로 이는 당연한 결과일 것이다. 수소는 많은 활성산소 중에서도 인체에 가장 치명적인 독성 활성산소만을 없앤다. 독성 활성산소 제거라는 간단한 원리로 수소는 수많은 질병을 치유한다.

수소는 이 세상에서 가장 많은 원소이자 가장 원시적인 물질이다. 모든 원소가 수소로부터 시작되었다고 볼 수 있다. 세상 모든 원소의 시초와 같은 수소는 이 세상의 모든 유기물과 생명체에 포함되어 작용하고 있다. 생명 에너지의 원천이며, 노화와 질병의 원흉인 독성 활성산소까지 없애는 그야말로 생명의 원소라고 말할 수 있다. 그럼에도 그 작용은 오묘해 끝이 없어 보인다. 필자에게는 마치 신이 수소를 통해 이 세상을 지배하고 자양하는 것처럼 보였다.

근거 없는 수소 찬양이라는 비판을 피하고자 외국의 논문과 원서를 살피고 분석하면서 집필하느라 예상보다 많은 시간이 걸렸다. 하지만 그 과정에서 수소에 대한 확신이 더욱 굳어졌다. 그럼에도 이를 모두 담아내지 못한 것이 아쉽다. 수소에 대한 개략적인 내용을 모두 담기 위해 노력했으나 이 책에 쓴 내용은 현재 세상에 발표된 수소 연구 중 3분의 1에도 미치지 못한다. 게다가 앞으로 더 많은 연구 결과가 발표될 것이다. 좀 더 깊은 내용은 다음 기회로 미뤄 본다.

수소 연구에 관한 수많은 논문은 필자에게 확신과 기대를 준 한편으로 집필하는 동안 큰 벽으로 다가왔다. 지금까지 수소를 연구하고 발표해 온 수많은 학자에게 존경과 고마움의 마음을 전한다. 특히 감사드리고 싶은 분이 있다. 수소에 관련된 논문과 자료를 자신의 블로그에 차곡차곡 올려 주신 Mr.수소수님이다. 질환과 영역에 따라 분류하고 초벌 번역까지 해서 올려놓은 덕분에 논문을 찾는 수고를 덜 수 있었다. Mr.수소수님의 블로그가 없었다면 이 책이 세상에 나오는 데 더 오랜 시간이 걸렸을지 모른다. 어쩌면 이 책을 펴낼 엄두조차 내지 못했을 것이다. 이 자리를 빌려 다시 한 번 감사의 말씀을 전한다. 수소의 놀라운 효과를 알고 일찍부터 수소 시장에 뛰어들어 이 길을 개척하고 걸어온 분들께도 존경의 뜻을 전하고 싶다.

집필을 시작하고 마지막 3개월은 휴일도 없이 밤낮으로 매달렸다. 그동안 신경 써 준 아내와 필준, 민서, 재준, 삼 남매에게도 특별히 고마움을 전한다. 예정보다 늦어진 탈고를 묵묵히 기다려 주신 도서출판 평단 임직원들과 김복녕 부장에게도 감사하다는 말씀을 전하고 싶다. 이 책을 쓰는 데 물심양면으로 마음 써 주신 모든 분께 감사드린다.

많은 사람이 수소수라는 쉽고 편한 방법으로 건강해지기를 바라는 마음으로 이 책을 썼다. 쉽게 쓰려고 노력했음에도 불구하고 부족한 필력으로 딱딱하고 어려운 글이 된 것 같아 독자들에게 송구한 마음이다.

마지막으로, 많은 사람이 수소수를 마시고 질병을 이겨 내어 건강해지길 진심으로 바란다.

# 참고문헌

## 1부 기적의 물, 수소수


1. 나카오 아츠노리 교수(미국 피츠버그대학 의학부외과)가 〈일본의사신보(日本醫事新報)〉 2011년 6월 25일 제4548호에 게재한 논문.
2. K Ohno, M Ito, M Ichihara, M Ito(2012), Molecular hydrogen as an emerging therapeutic medical gas for neurodegenerative and other diseases, Oxidative Medicine and Cellular Longevity.
3. H Oharazawa, T Igarashi, T Yokota 외(2010), Protection of the retina by rapid diffusion of hydrogen: Administration of hydrogen-loaded eye drops in retinal ischemia-reperfusion injury, Invest Ophthalmology.
4. KC Huang, CC Yang, KT Lee, CT Chien(2003), Reduced hemodialysis-induced oxidative stress in end-stage renal disease patients by electrolyzed reduced water, Kidney International, Vol. 64, 704–714.
5. M Kajiya, K Sato, MJ Silva 외(2009), Hydrogen from intestinal bacteria is protective for Concanavalin A-induced hepatitis, Biochem Biophys Res Commun 386, 316–321.
6. S Kajiyama 외(2008), Supplementation of hydrogen-rich water

improves lipid and glucose metabolism in patients with type 2 diabetes or impaired glucose tolerance, Nutrition Research, 28, 137–143.
7. 오오사와 이쿠로, 분자수소의 생리작용과 수소수에 의한 질환 방어.
8. 과학 세상 : 신비로운 원소의 세계, 〈동아일보〉 2011년 1월 19일 자 칼럼.
9. http://blog.daum.net/limkj0118/13744281(수소와 산소의 이별과 재회로 본 생활 에너지 생성 과정 중 발췌)

## 2부 수소수를 마셔야 하는 이유

1. MD Levitt(1969), Production and excretion of hydrogen gas in man, The New England J. Med., Vol. 281, No. 3, 122–127.
2. 야마노이 노보루(2011), 水素と電子の生命, 現代書林.
3. 야마노이 노보루(2011), 水素と電子の生命, 現代書林.
4. X Chen, X Zhai, J Shi, WW Liu, H Tao, X Sun, Z Kang(2013), Lactulose mediates uppression of dextran sodium sulfate-induced colon inflammation by increasing hydrogen production, NCBI.
5. M Kajiya 외(2009), Hydrogen from intestinal bacteria is protective for Concanavalin-A induced hepatitis.
6. Y Suzuki, M Sano, K Hayashida 외(2009), Are the effects of α-glucosidase inhibitors on cardiovascular events related to elevated levels of hydrogen gas in the gastrointestinal tract? FEBS Lett 583, 2157–2159.
7. A Matsumoto, M Yamafuji 외(2013), Oral 'hydrogen water' induces neuroprotective ghrelin secretion in mice, Sientific Report(NCBI).
8. H Yan 외(2010), Extension of the lifespan of caenorhabditis elegans by the use of electrolyzed reduced water.

9. 아보 도오루 지음, 조영렬 옮김, 《약을 끊어야 병이 낫는다》, 부광출판사, 2004.
10. M Kajiya 외(2009), Hydrogen from intestinal bacteria is protective for Concanavalin-A induced hepatitis, Biochem. Biophysi. Res. Commn., 386, 316–332.
11. 미국 국립과학원회보(PNAS) 8월 호에 게재된 내용(메디파나뉴스, 2010년 8월 31일).
12. M Xiao, T Zhu, T Wang, FQ Wen(2013), Hydrogen-rich saline reduces airway remodeling via inactivation of NF-κB in a murine model of asthma.
13. T Itoh, Y Fujita, M Ito 외(2009), Molecular hydrogen suppresses Fcepsilon RI(Fcε RI)-mediated signal transduction and prevents degranulation of mast cells. Biochem. Biophys. Res. Comm., DOI: 10.1016/j.bbrc.
14. WW Cai, MH Zhang, YS Yu, JH Cai(2013), Treatment with hydrogen molecule alleviates TNFα-induced cell injury in osteoblast. Mol Cell Biochem.

## 3부 수소수를 만나면 더 이상 난치병이 아니다

1. M Dole, FR Wilson(1975), Fife WP. Hyperbaric hydrogen therapy: A possible treatment for cancer, AAAS.
2. K Janes, T Doyle, L Bryant, E Esposito, S Cuzzocrea 외(2013), Bioenergetic deficits in peripheral nerve sensory axons during chemotherapy-induced neuropathic pain resulting from peroxynitrite-mediated post-translational nitration of mitochondrial superoxide dismutase, NCBI, Pain, 154(11), 2432–2440.

3. Aparna Areti, Veera Ganesh Yerra, VGM Naidu, Ashutosh Kumar(2014), Oxidative stress and nerve damage: Role in chemotherapy induced peripheral neuropathy, REDOX Bio/NCBI.
4. Y Yang, B Li, C Liu, Y Chuai, J Lei, F Gao 외(2012), Hydrogen-rich saline protects immunocytes from radiation-induced apoptosis, Medical Science Monitor.
5. KM Kang, YN Kang, IB Choi, Y Gu, T Kawamura 외(2011), Effects of drinking hydrogen-rich water on the quality of life of patients treated with radiotherapy for liver tumors, Med. Gas Res.
6. http://tsuji-c.jp/
7. J Ye, Y Li, T Hamasaki, N Nakamichi 외(2008), Inhibitory effect of electrolyzed reduced water on tumor angiogenesis, NCBI.
8. K Ishikawa, H Imanishi, K Takenaga 외(2012), Regulation of metastasis; mitochondrial DNA mutations have appeared on stage, NCBI.
9. 시라하타 사네타카, 전해 수소수의 암세포 침윤 제어 효과, Cytotechnology, 2012.
10. Y Saitoh, Y Yoshimura, K Nakano, N Miwa 외(2009), Platinum nanocolloid-supplemented hydrogen-dissolved water inhibits growth of human tongue carcinoma cells preferentially over normal cells, Exp. Oncology, 31, p. 156–162.
11. 시라하타 사네타카, 가와무라 무네노리 공저, 《힐링워터》, 알에이치코리아, 2012.
12. Yeun-Hwa Gu(2006), Anti-oxidation Effect and Anti-Type 2 Diabetic Effect in Active Hydrogen Water, 医学と生物学, No.11, 1–9.
13. Director of Fujinuma Clinic Professor, Dokkyo University School

of Medicine 외, Treatment of a diabetic patient with hydrogen-containing water.

14. Z Gadek, T Hamasaki, S Shirahata(2008), Nordenau Phenomenon–Application of Natural Reduced Water to Theraphy, Animal Cell Technology: Basic & Applied Aspects, Vol. 15, 279–285.

15. S Kajiyama(2008), Supplementation of hydrogen-rich water improves lipid and glucose metabolism in patients with type 2 diabetes or impaired glucose tolerance, Nutrition Research, 28, 137–143.

16. http://research.imb.uq.edu.au/~l.rathbone/glut4/

17. Mi-ja Kim 외(2007). Preservative Effect of Electrolyzed Reduced Water on Pancreatic β-Cell Mass in Diabetic db/db Mice, Biol. Pharm. Bull., 30(2), 234–236.

18. Mi-ja Kim, Hye Kyung Kim(2006), Anti-diabetic effects of electrolyzed reduced water in streptozotocin-induced and genetic diabetic mice, Life Science, 79, 2288–2292.

19. H Amitani, A Asakawa, K Cheng, M Amitani, K Kaimoto 외(2013), Hydrogen improves glycemic control in type1 diabetic animal model by promoting glucose uptake into skeletal muscle, PLOS One.

20. I Ohsawa, K Nishimaki, K Yamagata, M Ishikawa, S Ohta(2008) Consumption of hydrogen water prevents atherosclerosis in apolipoprotein E knockout mice, BBRC.

21. G Song, M Li, H Sang, L Zhang, X Li, S Yao, Y Yu 외(2013), Hydrogen-rich water decreases serum LDL-cholesterol levels and improves HDL function in patients with potential metabolic syndrome, J Lipid Res.

22. Q Xie, XX Li, P Zhang, JC Li 외(2014), Hydrogen gas protects against serum and glucose deprivation-induced myocardial injury

in H9c2 cells through activation of the NF-E2-related factor 2/heme oxygenase 1 signaling pathway, Mol Med Rep.

23. Y Zhang, Q Sun, B He, J Xiao, Z Wang, X Sun(2011), Anti-inflammatory effect of hydrogen-rich saline in a rat model of regional myocardial ischemia and reperfusion, NCBI(Pub Med).
24. Q Sun, Z Kang, J Cai, W Liu, Y Liu 외(2009), Hydrogen-rich saline protects myocardium against ischemia/reperfusion injury in rats, Pub Med.
25. I Ohsawa, M Ishikawa, K Takahashi, M Watanabe 외(2007), Hydrogen acts as a therapeutic antioxidant by selectively reducing cytotoxic oxygen radicals, Nature Medicine 13, 688–694.
26. Y Sato, S Kajiyama, A Amano, Y Kondo 외(2008), Hydrogen-rich pure water prevents superoxide formation in brain slices of vitamin C-depleted SMP30/GNL knockout mice, Biochemical and Biophysical Research Communications.
27. H Ohno 외(2011), Improved brain MRI in the acute brain stem infarct sites treated with hydroxyl radical scavengers, Edaravone and hydrogen, as compared to Evalavone alone. A non-controled study, Med. Gas Res.
28. Z Sheng, S Oka, D Tsuchimoto 외(2012), 8-Oxoguanine causes neurodegeneration during MUTYH-mediated DNA base excision repair, The Journal of Clinical Investgation.
29. K Nagata, N Nakashima-Kamimura, T Mikami, I Ohsawa, S Ohta(2009), Consumption of molecular hydrogen prevents the stress-induced impairments in hippocampus-dependent learning tasks during chronic physical restraint in mice, Neuropsychopharmacology, 1–8.

30. J Li, C Wang, JH Zhang, JM Cai, YP Cao, XJ Sun(2010), Hydrogen-rich saline improves memory function in a rat model of amyloid-induced Alzheimer disease by reduction of oxidative stress, Brain Res. 30;1328:152–61. doi: 10.1016.

31. A Nakao 외(2010), Drinking hydrogen water ameliorated cognitive impairment in senescence-accelerated mice, J Clin Biochem Nutr. 46(3): 269–276.

32. K Fujita, T Seike, N Yutsudo, M Ohno, H Yamada, M Noda 외(2009), Hydrogen in drinking water reduces dopaminergic neuronal loss in the 1-methyl-4-phenyl-1,2,3,6-tetrahydropyridine mouse model of Parkinson's disease, PloS one

33. 오타 시게오 지음, 《水素水とサビない身体》, 小学館, 2013.

34. Y Koyama, K Taura, E Hatano, K Tanabe 외(2014), Effects of oral intake of hydrogen water on liver fibrogenesis in mice, Hepatology Research.

35. XF Xu, J Zhang(2013), Saturated hydrogen saline attenuates endotoxin-induced acute liver dysfunction in rats, Physiol Res.

36. WJ Zha 외(2013), Amerioration of cardio-renal injury with aging in dahal salt-sennsitive Rats by $H_2$-enriched electroryzed water, Med. Gas Res. 3, 26.

37. HG Xin, BB Zhang, ZQ Wu 외(2014), Consumption of hydrogen-rich water alleviates renal injury in spontaneous hypertensive rats, Mol Cell Biochem.

38. KC Huang, CC Yang, KT Lee, CT Chien(2003), Reduced hemodialysis-induced oxidative stress in end-stage renal disease patients by electrolyzed reduced water, Kidney International, Vol. 64, 704–714.

39. H Terawaki, WJ Zhu, Y Matsuyama, M Nakayama 외(2014), Effect of a hydrogen($H_2$)-enriched solution on the albumin redox of hemodialysis patients, Hemodial Int.
40. KC Huang, CC Yang, KT Lee, CT Chien(2003), Reduced hemodialysis-induced oxidative stress in end-stage renal disease patients by electrolyzed reduced water, Kidney International, Vol. 64, 704–714.
41. KC Huang, CC Yang, SP Hsu, KT Lee, HW Liu, S Morisawa, K Otsubo, CT Chien(2006), Electrolyzed-reduced water reduced hemodialysis-induced erythrocyte impairment in end-stage renal disease patients, Kidney International advance online publication, doi:10,1038/sj.ki.5001576.
42. JS Cardinal, J Zhan, Y Wang, R Sugimoto, A Nakao 외(2010), Oral hydrogen water prevents chronic allograft nephropathy in rats, Kidney Internatonal, 1–9.
43. YS Yoon, ME Sajo, RM Ignacio, SK Kim, CS Kim, KJ Lee(2014), Positive effects of hydrogen water on 2,4-dinitrochlorobenzene-induced atopic dermatitis in NC/Nga mice, NCBI.
44. RMC Ignacio, HS Kwak, YU Yun, MEJV Sajo 외(2013), The drinking effect of hydrogen water on atopic dermatitis induced by dermatophagoides farinae allergenin NC/Nga mice, Evidence-Based Complimentary and Alternative Medicine Vol. 2013, Article ID 538673 5 pages.
45. JC Sun, T Xu, Q Zuo, RB Wang, AQ Qi, WL Cao, AJ Sun, XJ Sun, JJ Xu(2014), Hydrogen-rich saline promotes survival of retinal ganglion cells in a rat model of optic nerve crush, PLOS One.
46. H Oharazawa, T Igarashi 외(2010), Protection of the retina by rapid

diffusion of hydrogen: administration of hydrogen-loaded eye drops in retinal ischemia-reperfusion injury, Invest Ophthalmology.

47. CX Yang, H Yan, TB Ding(2013), Hydrogen saline prevents selenite-induced cataract in rats, Mol Vis.

48. L Tian 외(2013), Hydrogen-rich ameliorates the retina against light-induced damage in rats, Med. Gas Res, 3:19 doi:10.1186/2045−9912−3−19.

49. YS Kikkawa, T Nakagawa, RT Horie, J Ito 외(2009), Hydrogen protects auditory hair cells from free radicals, NeuroReport, 20, 689−694.

50. Y Lin 외(2010), Hydrogen in drinking water attenuates noise-induced hearing loss in guinea pigs, Neurosci. Lett., doi:10.1016/j.neulet.2010.09.064.

51. 하비 다이아먼드 지음, 김민숙 옮김, 《내 몸 아프지 않고 잘 사는 법》, 한언, 2005.

52. T Ishibashi(2013), Molecular hydrogen: New antioxidant and anti-inflammatory therapy for rheumatoid arthritis and related diseases, Curr Pharm Des. 19(35), 6375−6381.

53. T Ishibashi 외(2012), Consumption of water containing a high concentration of molecular hydrogen reduces oxidative stress and disease activity in patients with rheumatoid arthritis: An open-label pilot study, Med. Gas Res., 2, 27.

54. T Ishibashi, B Sato, S Shibata, T Sakai, Y Hara 외(2014), Therapeutic efficacy of infused molecular hydrogen in saline on rheumatoid arthritis: A randomized, double-blind, placebo-controlled pilot study, Int Immunopharmacol.

55. A Ghanizadeh, M Berk(2013), Molecular hydrogen: An overview

of its neurobiological effects and therapeutic potential for bipolar disorder and schizophrenia, Med Gas Res.

56. A Ghanizadeh, M Berk(2012), Physical exercise and intermittent administration of lactulose may improve autism symptoms through hydrogen production, Med. Gas Res., 2: 19 doi: 1186/2045−9912−2−19.

## 4부 수소의 놀라운 능력

1. M Kawaguchi 외(2014), Molecular hydrogen attenuates neuropathic pain in mice, Plos One, Vol. 9.
2. http://tsuji-c.jp/水素による鎮痛治療について.html
3. Akio Iio 외(2013), Molecular hydrogen attenuates fatty acid uptake and lipid accumulation through downregulating CD36 expression in HepG2 cells, Medical Gas Research 3, 6.
4. N Kamimura, K Nishimaki, I Ohsawa, S Ohta(2011), Molecular hydrogen improves obesity and diabetes by inducing hepatic FGF21 and stimulating energy metabolism in db/db mice, Obesity(2011) doi:10, 1038/oby.
5. L Qian, F Cao, J Cui 외(2010), The potential cardioprotective effects of hydrogenin irradiated mice, J. Radiat. Res., 51, 741−747.
6. L Zhao, C Zhou, J Zhang, F Gao, B Li(2011), Hydrogen protects mice from radiation induced thymic lymphoma in BALB/c mice, Journal of biological.
7. MP Schoenfeld, RR Ansari, JF Zakrajsek, TR Billiar 외(2011), Hydrogen therapy may reduce the risks related to radiation-induced oxidative stress in space flight.

8. J Chen, M Li, B Zhang, H Xiao, T Qi 외(2011), Hydrogen therapy may be a novel, safe and effective treatment for infertility patients with varicocele, Scientific Research and Essays.
9. K Nakata, N Yamashita, Y Noda 외(2015), Stimulation of human damaged sperm motility with hydrogen molecule, Med. Gas Res., 5: 2 DOI 10.1186/s 13618-0023-x.
10. http://www.nhk.or.jp/gendai/kiroku/detail_3158.html
11. http://shigeo-ohta.com/topics39/
12. S Li, DD Lu, Y Zhang, Y Zhang(2014), Long-term treatment of hydrogen-rich saline abates testicular oxidative stress induced by nicotine in mice, Journal of Assisted Reproduction and Genetics
13. 야마노이 노보루 지음, 《水素と電子の生命》, 現代書林, 2011.
14. K Aoki, A Nakao, T Adachi, Y Matsui, S Miyakawa(2012), Pilot study: Effects of drinking hydrogen-rich water on muscle fatigue caused by acute exercise in elite athletes, Med. Gas Res.
15. 와카야마 도시후미 지음, 양은모 옮김, 《식용 수소와 건강 혁명》, 한국식용수소연구소, 2009.

# 찾아보기

# 사람을 살리는 물, 수소수

지은이 | 김인혁
발행처 | 도서출판 평단
발행인 | 최석두

신고번호 | 제2015-000132호
신고연월일 | 1988년 7월 6일

초판 1쇄 발행 | 2015년 12월 31일
초판 3쇄 발행 | 2023년 11월 27일

주소 | (10594) 경기도 고양시 덕양구 통일로140 삼송테크노밸리 A동 351호
전화번호 | (02) 325-8144(代)
팩스번호 | (02) 325-8143
이메일 | pyongdan@daum.net

**ISBN** | 978-89-7343-428-2 (03510)

**값 13,000원**



이 도서의 국립중앙도서관 출판예정도서목록(CIP)은서지정보유통지원시스템 홈페이지(seoji.nl.go.kr)와 국가자료공동목록시스템(www.nl.go.kr/kolisnet)에서 이용하실 수 있습니다(CIP제어번호: **CIP2015030989**).



도서출판 평단은 수익금의 1%를 어려운 이웃돕기에 사용하고 있습니다.